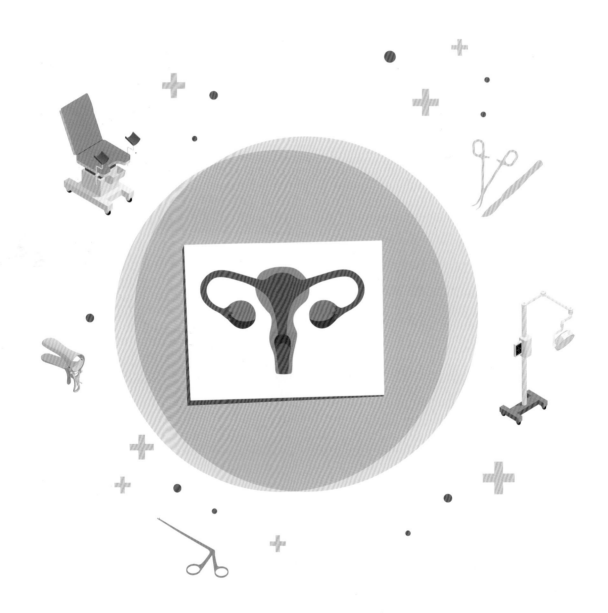

优生优育临床诊疗技术及母婴保健丛书

妇科单孔腹腔镜手术

（全媒体版）

主　编　杜　欣　邹　倩　刘玉兰

副主编　金　晶　李红英　郑　嵘　岳　艳　雷　燕

　　　　张伶俐　吴　莺　冯同富　段　洁　黄燕明

参　编　（以姓氏笔画为序）

　　　　马　冰　方　敏　方　琳　乐芳舒　邢　琦

　　　　刘伟超　阳　艳　吴　维　何小军　余炜昶

　　　　汪　琳　张　舒　陈　娜　陈德军　罗会华

　　　　周　炫　胡毅兰　姚冬梅　陶晓玲　谢　娟

　　　　廉红梅

华中科技大学出版社
http://press.hust.edu.cn
中国·武汉

内 容 简 介

本书是优生优育临床诊疗技术及母婴保健丛书。

本书共十九章，内容包括单孔腹腔镜手术概况、妇科单孔腹腔镜手术适应证和禁忌证、单孔腹腔镜手术相关设备与器械、单孔腹腔镜手术特点及优劣势、单孔腹腔镜手术要点、单孔腹腔镜手术入路、单孔腹腔镜手术标本取出方法、单孔腹腔镜手术并发症、加速康复外科在单孔腹腔镜手术中的应用、单孔腹腔镜手术在输卵管疾病中的应用、单孔腹腔镜手术在卵巢疾病中的应用、单孔腹腔镜手术在子宫疾病中的应用、单孔腹腔镜手术在恶性肿瘤中的应用、经阴道单孔腹腔镜手术、免气腹单孔腹腔镜手术在妇科疾病中的应用、机器人单孔腹腔镜手术在妇科疾病中的应用、多科联合的单孔腹腔镜手术、经脐单孔腹腔镜手术患者护理、困难及特殊单孔腹腔镜手术案例精选。

本书适合妇科医生，特别是基层医院妇科医生及对单孔腹腔镜手术感兴趣的医务工作者使用。

图书在版编目（CIP）数据

妇科单孔腹腔镜手术：全媒体版 / 杜欣，邹倩，刘玉兰主编.—武汉：华中科技大学出版社，2024.5
（优生优育临床诊疗技术及母婴保健丛书）
ISBN 978-7-5772-0887-9

Ⅰ．①妇…　Ⅱ．①杜…　②邹…　③刘…　Ⅲ．①腹腔镜检-妇科外科手术　Ⅳ．①R713

中国国家版本馆 CIP 数据核字（2024）第 106589 号

妇科单孔腹腔镜手术（全媒体版）　　　　　　　　　　　　　杜　欣　邹　倩　刘玉兰　主编
Fuke Dankong Fuqiangjing Shoushu(Quanmeiti Ban)

策划编辑：居　颖
责任编辑：郭逸贤
封面设计：廖亚萍
责任校对：朱　霞
责任监印：周治超
出版发行：华中科技大学出版社（中国·武汉）　　　电话：(027)81321913
　　　　　武汉市东湖新技术开发区华工科技园　　　邮编：430223
录　排：华中科技大学惠友文印中心
印　刷：湖北新华印务有限公司
开　本：787mm×1092mm　1/16
印　张：11.75
字　数：304 千字
版　次：2024 年 5 月第 1 版第 1 次印刷
定　价：168.00 元

序
Xu

　　单孔腹腔镜技术的出现和应用,在妇科微创领域内具有划时代的意义。人类历史上许多新技术从出现到推广不是一蹴而就的,妇科传统腹腔镜的发展历程也是如此。在国内外众多探索者的不懈努力之下,越来越多的同行对腹腔镜手术方式经历了从质疑、尝试到认可、接受的过程。同样,妇科单孔腹腔镜的发展也将经历相当艰难的过程,不仅需要基础研究者不断更新手术器械和设备,也需要广大学者不断掌握及推广单孔腹腔镜技术。

　　因此,由杜欣主任及其研究团队编写的这本《妇科单孔腹腔镜手术(全媒体版)》在此刻推出,具有非常重要的意义。该书作为目前单孔腹腔镜方面少有的专业著作,将会极大地促进单孔腹腔镜手术在妇科领域的推广和应用。该书凝聚了编者们多年宝贵的临床经验,紧跟国际研究前沿,涵盖了单孔腹腔镜手术的发展简史、适应证与禁忌证、手术器械和设备,单孔腹腔镜手术在各种妇科良恶性疾病中的应用,以及加速康复外科、护理学等内容。此外,编者们还与时俱进,对机器人单孔腹腔镜手术的应用进行了综述。

　　本书整体结构清晰,内容严谨且有条理,语言表达流畅,图文并茂,并附有精彩的原创手术视频,是编者们呕心沥血之作,也是一本科学性高、实用性强、不可多得的好书,具有极大的出版价值,受到广大单孔腹腔镜手术工作者和研究者的青睐。

关小明,医学博士
美国妇产科腹腔镜医师协会董事
北美华人妇产科医师协会会长
美国贝勒医学院妇科微创部主任

前言
Qianyan

19世纪加拿大临床医学家威廉·奥斯勒曾有一句名言:医学是一种不确定的科学和可能性的艺术。21世纪我们已经进入医学发展的高速通道,医疗正向着科技化、精准化和智能化方向迈进,同时医疗也逐渐艺术化。纵览整个妇科手术的发展史,从有创的开腹手术到微创的腹腔镜手术,再到几乎无创的单孔腹腔镜手术,诠释了医学的艺术化,体现了人文关怀。

湖北省妇幼保健院妇科为首批四级妇科内镜手术培训基地,自2007年以来,每年招收4期内镜班学员,进行为期3个月的手把手培训,至今已举办近50期。在我科20余年积累的微创腹腔镜手术经验的基础上,杜欣带领团队率先在湖北省开展单孔腹腔镜手术,为患者提供了更全面、更微创、更先进的治疗方案,并在湖北省各地进行"单孔腹腔镜在妇科临床应用"的巡讲,不遗余力地宣传和推广,反响热烈。我科连续4年举办单孔腹腔镜手把手培训班,吸引各兄弟单位的医生前来学习和观摩。每次巡讲和培训结束后,总有学员意犹未尽,于是我们萌生了编写这本《妇科单孔腹腔镜手术(全媒体版)》的想法。书中的所有手术图片和视频都源自日常工作中的病例,经过精心挑选、用心收集、细心剪辑、耐心编辑,既是对临床工作的总结,也是临床实践经验的分享。

本书共分为十九章,内容涵盖了单孔腹腔镜手术在各种妇科良恶性肿瘤的临床应用,注重介绍单孔腹腔镜手术的步骤及操作要点、难点,既有最基础的解剖图解,也有具体手术步骤的说明;既有简单良性病例的精细操作,也有复杂恶性肿瘤手术的精湛演绎;既有对单孔腹腔镜手术"前世今生"的详细概括,也有对单孔腹腔镜手术未来发展前景的勾勒及希冀;既有新理念的介绍,如加速康复外科、无瘤原则等,也有和普通外科手术的交叉融合。本书内容立体丰满,实践操作指导性强,读者通过扫描二维码即可观看相应的手术视频。

本书凝集了所有编者的努力和心血,所有编者均是临床医护人员,希望本书的出版能对广大妇科医生,特别是基层医院妇科医生及有兴趣的医务工作者有所裨益。本书在编写过程中难免有错误与疏漏之处,敬请各位读者予以批评指正!

编　者

目录
Mulu

第一章
单孔腹腔镜手术概况

第一节 单孔腹腔镜手术的发展历史

自 20 世纪 80 年代"微创外科"理念提出以来,腹腔镜手术发展迅猛,并得到了医患双方的广泛认同,是外科手术史上的巨大变革。为了进一步实现"手术瘢痕最小、去手术瘢痕"这一目标,经自然腔道内镜手术(natural orifice transluminal endoscopic surgery,NOTES)的概念应运而生,即指通过胃、食管、结直肠、膀胱和阴道等自然腔道进入腹腔或胸腔进行手术,真正实现体表无瘢痕、更加微创的效果,但因缝合困难、术后可能发生并发症(腹腔感染)等,目前该技术的应用受到了一定限制。脐是胚胎时期的自然孔道,也是人体固有的唯一天然瘢痕,故经脐手术也属于 NOTES 范畴。经脐单孔腹腔镜手术(laparoendoscopic single-site surgery,LESS)是常规腹腔镜手术成熟并进一步发展的产物,也是 NOTES 理念的体现。目前,从经脐单孔到经阴道单孔,从常规单孔到机器人辅助单孔,单孔腹腔镜手术已成为妇科手术中的热门话题,也将是妇科手术未来发展的必然趋势。

单孔腹腔镜手术最早源于妇科。Wheeless 等首次报道经脐建立约 1 cm 切口并置入带偏移目镜的腹腔镜,通过活检钳夹持输卵管并电灼的手术,此种手术方式开创了 LESS 的先河。1981 年,来自巴西的妇科专家 Tarasconi 首次报道了经脐单孔腹腔镜输卵管切除术。Pelosi 等于 1991 年首次报道了经脐单孔腹腔镜全子宫及双侧附件切除术,其于 1992 年为 1 例良性子宫病变的患者成功实施了经脐单孔腹腔镜次全子宫切除术。在此后相当长的一段时间内,由于技术实施困难、器械限制及理念的局限性,单孔腹腔镜手术并没有得到广大妇科医生的肯定,因此未能得到进一步的推广。单孔腹腔镜手术在普通外科、泌尿外科等外科领域内起步较晚,但发展相对迅速。1992 年 Pelosi 等报道了 25 例患者接受了经脐单一穿刺孔的腹腔镜手术,这是单孔腹腔镜手术在普通外科中的首次运用。1997 年 Navarra 等首次完成经脐单孔腹腔镜胆囊切除术。经脐单孔腹腔镜肾切除术于 2007 年首次被报道,这也是单孔腹腔镜手术首次用于恶性肿瘤治疗的报道。单孔腹腔镜肾上腺切除术则于 2008 年成功实施。2009 年,Kaouk 等首次完成达芬奇机器人辅助下经脐单孔腹腔镜前列腺癌根治术,同年,Escobar 等报道了第一台达芬奇机器人辅助下单孔腹腔镜妇科良性肿瘤手术。达芬奇机器人的引入,显著降低了单孔腹腔镜手术的操作难度,彰显了单孔腹腔镜手术的独特优势,推动了单孔腹腔镜手术的发展和应用。

在国内,何萃华等最早在 1981 年报道了单孔腹腔镜手术,术者选择在髂窝处做一 1 cm 的切口,置入带偏移目镜的腹腔镜,用单极电凝电切进行输卵管绝育手术操作。之后,高树生等报道了经脐单孔腹腔镜异位妊娠输卵管切除术、卵巢囊肿剥除术。2011 年马秀清等报道了经脐单孔腹腔镜阴式全子宫切除术;同年,刘木彪等在国内首次报道了经脐单孔腹腔镜早期子宫内膜癌分期手术。2014 年张俊吉等报道了经脐单孔腹腔镜全子宫切除术,做到了完全镜下缝合阴道残端。2017 年王延洲等报道了经脐单孔腹腔镜早期卵巢癌分期手术及早期宫颈癌广泛全子宫切除术+盆腔淋巴结清扫术。

总之,随着单孔腹腔镜手术在外科领域的迅速发展,同时伴随着技术的成熟、设备及仪器的改进及理念的转变等,近年来许多妇科医生开始重新审视单孔腹腔镜手术,并进行了许多积极的探索。目前为止,经脐单孔腹腔镜手术的手术范围几乎与传统腹腔镜手术的手术范围一致。

第二节　单孔腹腔镜手术的命名

2009 年以前单孔腹腔镜手术的命名不统一,不同国家及学科内有多种名称及英文缩写。有的名称来源于开发厂商,有的来自医生个人,也有的来自研究机构。较早参与开发单孔腹腔镜手术器械的厂商对该项技术进行了命名,如单切口腹腔镜手术(single incision laparoscopic surgery,SILS)由 Covidien 公司提出;也有公司将其命名为单部位腹腔镜手术(single-site laparoscopic surgery,SSLS)。德雷塞尔大学(Drexel University)医学院作为较早开展单孔腹腔镜手术的单位,将该项技术注册为单孔入路手术(SPA)。此外,还出现了其他一系列手术名称,如单通道手术(SAS)、胚胎期经自然腔道内镜手术(E-NOTES)、单通道脐部手术(OPUS)、经脐内镜手术(TUES)、自然孔道经脐手术(NOTUS)等。

命名的多样化造成了文献检索和学术研究混乱的局面,也不利于学术交流。因此,命名的标准化和规范化极为重要。2008 年 7 月,国际单孔腹腔镜内镜手术研究与评估协会(LESSCAR)成立,并确定了"LESS"的名称,该名称也获得了经自然腔道手术研究和评估协会(NOSCAR)的批准。2010 年 8 月中华医学会外科学分会腹腔镜与内镜外科学组确定了该技术的中文表述为单孔腹腔镜手术,英文表述为 laparoendoscopic single-site surgery,英文缩写为 LESS。2016 年,中华医学会妇产科学分会妇科单孔腹腔镜手术技术协作组提出《妇科单孔腹腔镜手术技术的专家意见》,再次对该项技术命名提出了统一、规范化的建议。目前,该手术名称已在国内普遍采用,也符合国际通用表述习惯。

妇科领域的 LESS 多采用经脐入路,即经脐单孔腹腔镜手术(TU-LESS)。此外,利用阴道这一自然腔道作为手术入路的手术称为经阴道单孔腹腔镜手术(V-NOTES)。V-NOTES 是严格意义上的无瘢痕手术,在妇科领域内独具优势,但 V-NOTES 的手术难度和技术要求比 TU-LESS 还要高,其未来的发展和推广还需克服不少困难。

第三节　单孔腹腔镜手术在妇科的发展现状

1. 在输卵管及卵巢手术中的应用　妇科良性疾病中输卵管手术相对简单,单孔腹腔镜手术的探索最初源于输卵管手术。2009 年 Fagotti 等首次报道了 3 例经脐单孔腹腔镜巨大卵巢囊肿剥除术,平均手术时间 79.6 min,平均出血量 20 ml,术后均未出现并发症。2011 年 Yoon 等利用多通道平台对 30 例输卵管妊娠患者进行了经脐单孔腹腔镜输卵管切除术,手术时间及住院时间等与传统腹腔镜手术相比无明显差异。2013 年 Dursun 等对 2 例妊娠患者进行了经脐单孔腹腔镜患侧附件切除术,患者术后均未出现胎儿及母体的并发症。国内朱诚程等完成了 4 例妊娠中期免气腹经脐单孔腹腔镜卵巢肿瘤剥除术,术后妊娠结局良好。因此可以认为经脐单孔腹腔镜手术对于妊娠合并附件肿瘤是较好的手术方式。2018 年王春阳等采用悬吊线法辅助完成了 30 例经脐单孔腹腔镜卵巢肿瘤剥除术,证实悬吊线法可降低经脐单孔腹腔镜手术中的缝合难度。对于术前评估良性可能性大但包块直径不小于 8 cm 的囊性包块,可将其牵引至切口附近,吸净囊液后再进行腹部小切口手术,或行单孔腹腔镜操作,但要避免囊液外渗造成术野污染。

2. 在子宫肌瘤剔除术中的应用 子宫肌瘤是妇科疾病中最常见的良性肿瘤,子宫肌瘤剔除术是大多数女性选择的手术方式。起初,由于受缝合技术等的限制,单孔腹腔镜手术在子宫肌瘤剔除术中的应用相对滞后。近年来由于旋切器应用存在争议,再加上随着术者缝合技能的提高和特殊器械如倒刺线等的应用,单孔腹腔镜手术在子宫肌瘤剔除术中的应用逐渐广泛,也充分展现了其避免瘤体在腹腔内播散种植的卓越优势。王春阳等报道了 15 例经脐单孔腹腔镜子宫肌瘤剔除术,手术均成功,且术中出血量、围手术期并发症等方面均与传统腹腔镜手术无差异,但患者术后主观切口满意度明显优于传统腹腔镜手术。湖北省妇幼保健院杜欣团队于 2022 年成功实施了 1 例单孔腹腔镜下直径达 27 cm 的巨大子宫肌瘤剔除术,且术中同时剔除了 11 个较小肌瘤,术中出血量较少,术后复查血红蛋白结果正常。该团队也成功实施了单孔腹腔镜下阔韧带肌瘤、宫颈肌瘤剔除术。因此可以说,目前单孔腹腔镜在子宫肌瘤剔除术中的应用已突破了肌瘤位置、大小和数量的限制。

3. 在子宫切除术中的应用 经脐单孔腹腔镜子宫切除术的手术步骤与传统腹腔镜手术的步骤基本一致。国外 Lee 等为 80 例子宫大小≤孕 16 周的患者实施了经脐单孔腹腔镜子宫切除术,结果证实是安全、可行的。国内陈坤于近期报道了 34 例经脐单孔腹腔镜巨大子宫切除术,手术时间、术中出血量及术后肛门排气时间均在正常范围内,且未明显增高患者并发症发生率,疼痛评分优于传统腹腔镜手术。这证实随着手术技巧和经验的提高,经脐单孔腹腔镜应用于 16～20 孕周大小子宫切除术是安全可行的。陈珂瑶等通过 35 例 V-NOTES 全子宫切除术与经脐单孔腹腔镜手术的比较,认为 V-NOTES 全子宫切除术也是一种安全、可行的手术方式,在术后恢复及患者满意度方面优于经脐单孔腹腔镜手术,且 V-NOTES 大子宫切除可能更具优势。

4. 在盆底障碍性疾病中的应用 2011 年 Surgit 等与 Andre 等几乎同时报道了经脐单孔腹腔镜阴道骶骨固定术,正式将盆底障碍手术带入单孔腹腔镜领域。2013 年 Marcus-Braun 等报道为 1 例年轻Ⅲ度子宫脱垂合并阴道后壁膨出患者施行保留子宫的骶骨子宫固定术。随后多个类似的手术被报道,证实了单孔腹腔镜用于骶骨子宫固定或阴道骶骨固定的可行性。2016 年 Ahmed 完成了 10 例单孔腹腔镜直肠悬吊术,其中 7 例为女性,平均手术时间 120 min,平均住院时间 2 天,该术式取得了良好的效果,显著改善了直肠症状。2016 年,学者们又纷纷将目光投向机器人单孔腹腔镜阴道骶骨固定术,Lee 等进行了 6 例机器人单孔腹腔镜阴道骶骨固定术,均顺利完成,平均手术时间 122 min,平均出血量 66 ml,出血量不多,无术中、术后并发症发生。2017 年 Giannini 等为 1 例 71 岁Ⅲ度阴道前壁及顶端脱垂患者行机器人辅助单孔腹腔镜顶端侧方悬吊术,将网片一端固定于阴道前壁及子宫峡部,另一端经腹膜外隧道固定于腹壁,手术时间155 min。2017年Davila等进行了13例单孔腹腔镜骶骨子宫固定术与5例机器人辅助单孔腹腔镜骶骨子宫固定术的病例对照研究,发现除去装机时间及附件手术时间后,单纯骶骨子宫固定手术时间两组基本相同,两组在疼痛、解剖学复位及术后并发症方面均无显著差异。2017年陈义松等完成了V-NOTES阴道骶骨固定术,手术时间2 h,术中出血量50 ml。2018年Chen等报道了1例V-NOTES阴道骶骨固定术,术中使用Y形网片,手术耗时约2 h,无术中并发症发生,随访5个月无复发,无网片侵蚀或暴露等并发症。盆底功能障碍的手术治疗中网片的使用始终具有一定的争议,而网片相关并发症中最值得关注的就是网片的侵蚀或暴露。阴道骶骨固定的网片暴露率为2.4%~2.7%。V-NOTES不仅可用于盆底功能障碍的初次手术治疗,也可用于处理网片相关并发症,其应用可使术野更加清晰、操作空间增加,避免了周围器官的损伤。V-NOTES也用于盆底功能障碍的自然组织修补手术中,Lowenstein等为1例53岁的Ⅲ度子宫脱垂患者进行V-NOTES子宫切除及子宫骶韧带悬吊术,取得了良好的疗效。2022年杜欣等报道了6例V-NOTES阴道骶棘韧带固定术,取得良好效果。

5. 在妇科恶性肿瘤手术中的应用　2009年Fader等首次报道了单孔腹腔镜用于13例子宫内膜癌全面分期术,其中9例行经脐单孔腹腔镜手术,4例行机器人辅助单孔腹腔镜手术,揭示了单孔腹腔镜手术在妇科恶性肿瘤中应用的可能性。此后有多家单位陆续报道了使用单孔腹腔镜技术进行较为复杂的妇科肿瘤手术,包括腹主动脉旁淋巴结清扫术和广泛性子宫切除术,并对手术的安全性和可行性进行了分析。2012年Fogatti等报道了利用单孔腹腔镜对子宫内膜癌进行手术病理分期的多中心临床研究结果,该研究共收集了100例子宫内膜癌患者,其中27例行单孔腹腔镜腹主动脉旁淋巴结清扫术,有1例患者因闭孔神经损伤中转开腹缝合,4例患者因出血转为多孔腹腔镜手术,平均手术时间129 min,平均出血量70 ml。同年Garretti等发起包括全球6家中心、22例Ⅰ期宫颈癌单孔腹腔镜广泛性子宫切除术和盆腔淋巴结清扫术的临床研究,其中20例患者成功实施了单孔腹腔镜手术,1例患者中转开腹,1例患者中转多孔腹腔镜手术。这些研究均对单孔腹腔镜手术的可行性和安全性进行了分析,并与多孔腹腔镜手术比较,发现手术时间、出血量和手术效果均无明显统计学意义。国内刘木彪等于2011年报道了中国首例经脐单孔腹腔镜子宫内膜癌分期手术,术中没有增加其他通道,手术总时间4.5 h,术中出血量约100 ml。2014年北京协和医院孙大为等报道3例经脐单孔腹腔镜子宫内膜癌分期手术,无并发症发生,阴道残端伤口及脐部伤口均愈合良好。2018年王延洲等报道了53例宫颈癌的经脐单孔腹腔镜广泛性子宫切除术及盆腔淋巴结清扫术,52例成功完成,1例因严重子宫内膜异位症中转为多孔腹腔镜手术,中位手术时间212 min,平均术中出血量134 ml。值得注意的是,因为2018年刊登在《新英格兰医学杂志》两项重磅级的研究使宫颈癌的微创治疗备受争议,目前国内外诊治指南仅推荐"低危"宫颈癌(肿瘤直径<2 cm,无淋巴脉管间隙浸润,浸润深度<10 mm,无淋巴结受累)患者行腹腔镜手术,单孔腹腔镜手术在宫颈癌领域的应用研究也随之受到较大冲击。腹腔镜下卵巢癌的分期手术一直以来也备受争议,根据美国国立综合癌症网络(National Comprehensive Cancer Network,NCCN)临床实践指南建议,腹腔镜手术应由有经验的医生实施。目前临床上应用单孔腹腔镜治疗卵巢癌并不多见,还处于探索阶段,推荐用于早期卵巢癌。2018年Yoo等报道1例机器人辅助经脐单孔腹腔镜早期卵巢癌全面分期术,进行了包括横结肠系膜下缘的大网膜切除和肠系膜动脉以下区域的淋巴结切除,切除盆腔淋巴结15组,腹主动脉旁淋巴结7组,手术时间280 min,

出血量约 100 ml。2019 年 Chen 等报道 1 例经脐单孔腹腔镜早期卵巢癌分期手术,清扫盆腔淋巴结 34 枚,主动脉旁淋巴结 18 枚,手术时间 280 min,出血量 50 ml。迄今为止,全球范围内尚未见对卵巢癌患者利用单孔腹腔镜切除高位腹主动脉旁淋巴结和胃网膜下缘大网膜的报道。

第四节　单孔腹腔镜手术面临的问题和挑战

总体来说,单孔腹腔镜手术在妇科手术中的应用是安全、可行的,其手术疗效与传统腹腔镜手术相似,且具有更轻的术后疼痛、更小的术后镇痛药用量及肿瘤种植减少等优势,以及更好的美容效果。尽管如此,作为一种新兴的手术方式,单孔腹腔镜手术的进一步发展、普及也面临不少问题和挑战:①医生对此手术方式的认同观念不一致;②线性视野,容易造成立体感消失;③操作三角缺失,器械的相互干扰导致"筷子效应";④画面稳定性差,视野局限;⑤单孔排烟不畅造成术野干扰;⑥脐部切口正下方区域术野操作不便;⑦学习曲线长;⑧器官暴露和创面缝合相对困难。特别是在妇科恶性肿瘤手术中,解剖关系相对复杂,所涉及的器官较多,入路、视野和器械的改变将给手术带来更大的难度。近年来,随着术者操作技能的不断提高,器械设备的不断优化改进,以及机器人手术的引进,单孔腹腔镜手术的局限性正在逐渐被改善甚至被克服,单孔腹腔镜手术特别是机器人单孔腹腔镜手术将会成为妇科微创手术发展的新趋势,甚至可能成为常规路径。

(陈德军)

第二章
妇科单孔腹腔镜手术
适应证和禁忌证

为了"更小的创伤、更隐蔽的瘢痕"，单孔腹腔镜手术（laparoendoscopic single-site surgery，LESS）于1968年在妇科手术中首次应用，Wheeless等首先报道了TU-LESS下行双侧输卵管结扎术的病例，其后因为手术器械及技术等方面受限，直到1991年Pelosi等采用TU-LESS技术成功完成了首例全子宫及双侧附件切除。在国内，1981年何萃华等率先报道了TU-LESS下行双侧输卵管绝育术的病例，由此我国开启了妇科TU-LESS的序幕，但由于多种因素，直到2008年高树生等在国内首次报道使用TU-LESS进行15例卵巢囊肿剥除术且均获得成功；刘木彪等于2011年成功完成国内首例TU-LESS治疗早期子宫内膜癌，使TU-LESS在妇科恶性肿瘤中的应用成为可能；至此TU-LESS被引入妇科的各个手术领域，开始了蓬勃的发展。

2016年，中华医学会妇产科学分会组织全国妇科微创领域30余位专家，在北京召开专家讨论会，共同讨论制定了《妇科单孔腹腔镜手术技术的专家意见》，这标志着国内妇科单孔腹腔镜手术的规范化，本章也将以此作为标准进行介绍。

第一节 妇科单孔腹腔镜手术的适应证

手术适应证：①妇科良性肿瘤手术；②妇科恶性肿瘤手术；③盆腔粘连分解术；④盆腔脏器脱垂手术，如阴道骶骨固定术、盆底重建术等；⑤生殖道手术；⑥妇科手术联合其他外科手术，如阑尾或胆囊切除联合子宫或附件手术。

1. 妇科良性肿瘤手术 包括附件、子宫手术。

（1）附件良性病变是主要适应证。①附件区肿块，包括单侧或双侧卵巢良性肿瘤剥除术、附件切除术、输卵管系膜囊肿切除术等。②子宫内膜异位症病灶的电凝或切除。③异位妊娠早期诊断同时行保守性或根治性手术（输卵管开窗术、输卵管切除术等）。④不孕在诊断病因的同时行盆腔粘连分解及输卵管整形术、输卵管切断术。⑤生殖助孕方面，包括多囊卵巢穿刺、打孔术、取卵术等。

（2）子宫手术：包括子宫肌瘤剥除术和子宫切除术。

①子宫肌瘤剥除术：适应证包括浆膜下子宫肌瘤、肌壁间肌瘤或阔韧带肌瘤，肌瘤直径≤5

cm 且肌瘤数≤3 个为宜(如为肌壁间肌瘤),浆膜下肌瘤数不受限制,但直径仍以 5 cm 及以下为宜。由于单孔腹腔镜手术操作空间受限,单孔腹腔镜下缝合、打结是手术难点。

②子宫切除术:包括腹腔镜下全子宫切除术、腹腔镜辅助下阴式子宫切除术、次全子宫切除术。

2. 妇科恶性肿瘤手术

(1) 盆腔和(或)腹主动脉旁淋巴结活检或清扫术。

(2) 子宫内膜癌分期术。

(3) 广泛性子宫切除术。

LESS 的优势(相比于传统手术):①镜下术野和解剖结构清晰。②操作便利。③术中出血少。④因为只需在脐部原瘢痕处做一个 2.5 cm 小切口,大大减少了术后切口感染风险。⑤切口美观。⑥术后疼痛更轻、恢复更快。⑦由于下腹部没有切口,可以更早地进行放疗、化疗,避免错过最佳治疗的时间窗。

3. 盆腔粘连分解术

4. 盆腔脏器脱垂手术 如阴道骶骨固定术。单孔腹腔镜下盆底重建术目前仍处于探索和发展阶段,其手术原则与传统腹腔镜手术相同。

5. 生殖道手术 人工阴道成形术,经腹宫颈环扎术等。

6. 妇科手术联合其他外科手术 阑尾或胆囊切除联合子宫或附件手术。这些基本的外科手术是单孔腹腔镜手术的适应证,可与妇科手术同时实施。

第二节 妇科单孔腹腔镜手术的禁忌证

妇科单孔腹腔镜手术的禁忌证与传统腹腔镜手术的禁忌证相同,但禁忌证是相对的,与当时患者的状态、术者的技术水平及熟练程度有关。

(1) 严重粘连是妇科单孔腹腔镜手术的禁忌证,狭小的操作空间和操作困难会妨碍单孔腹腔镜手术的实施,增加中转开腹的概率或需要多孔才能完成。

(2) 既往有脐部手术史,可能造成单孔设备进腹困难;而腹部疝患者,人工气腹的压力可将腹腔内容物压入疝孔,引起腹部疝的嵌顿。

(3) 附件良性病变手术中,有卵巢囊肿破裂、蒂扭转、出血等急腹症表现者不宜进行单孔腹腔镜手术。

(4) 子宫肌瘤剔除术,相对禁忌证包括肌瘤直径大于 5 cm、肌瘤数超过 3 个且合并贫血者。曾有报道,对于单孔腹腔镜全子宫切除术,子宫大小可能成为一个限制因素,子宫重量小于 500 g 可在单孔腹腔镜下切除,其后又有报道称单孔腹腔镜下完成全子宫切除的最大子宫重量为 868 g。子宫大于孕 10 周者中转开腹或多孔腹腔镜手术的概率明显增大。

(5) 对于晚期恶性肿瘤,由于肿瘤侵及多个部位,单孔腹腔镜下行肿瘤细胞减灭术操作困难,目前暂列为禁忌证。

(6) 身体状况不能耐受麻醉者、凝血功能障碍者、腹腔严重感染者、脐部发育异常者等传统腹腔镜手术禁忌证,亦均为单孔腹腔镜手术禁忌证。

通过腹腔镜手术的发展历程,我们可以看出,在确保患者安全及手术效果的前提下,不断扩大手术指征,去完成更复杂的手术,并且追求更小的创伤,是微创外科医生不断努力的目标。

无论采用何种手术方式,手术的目标和原则是不变的。术者在术前应充分评估患者的病情、自身的技巧,以及是否有得力的器械,再决定是否进行单孔腹腔镜手术。

单孔腹腔镜手术是微创手术的创新,其可行性和安全性较传统腹腔镜手术无明显差异,但在美容效果和术后疼痛方面,单孔腹腔镜手术较传统多孔腹腔镜手术可能具有优势。传统的腹腔镜手术器械从不同的腹壁切口进入腹腔,可以借由器械间形成的操作三角来完成手术操作,但单孔腹腔镜手术中手术器械之间几乎是并行的,相互影响,极度缺乏操作三角,大大增加了手术难度。我们相信,虽然 TU-LESS 面临解剖结构复杂、操作空间狭窄、操作技巧学习曲线长等问题,对术者的操作技巧及手术经验有更高的要求,手术难度更高,可能使手术时间相对延长,但随着单孔腹腔镜手术的不断成熟、器械的不断优化改进,TU-LESS 将会成为妇科微创手术发展的新趋势。

(陶晓玲)

第三章
单孔腹腔镜手术
相关设备与器械

第一节　单孔腹腔镜成像系统及照明系统

（一）成像系统

单孔腹腔镜成像系统包括摄像系统和内镜两部分。

1. 摄像系统　传统腹腔镜的摄像系统可用于单孔腹腔镜手术。摄像系统包括摄像主机、摄像头和监视器 3 部分(图 3-1)。摄像主机支持不同分辨率图像的采集、传输、接收和处理。摄像头主要用于对视场区域的图像进行采集和传输。在单孔腹腔镜手术中,摄像头手柄体积应尽量小,近几年推出的 3D 摄像系统,其摄像头体积显著缩小,光纤和摄像数据线与镜体同一轴向,用于单孔腹腔镜手术具有较大的优势,除了进一步减少对术者的阻挡外,3D 影像大大增强了术者的空间位置感受,使术者的操作更为精准、安全、快捷。

2. 内镜　妇科腹腔镜手术常使用的内镜是硬管型内镜。多孔腹腔镜手术多采用直径 10 mm、镜面视角为 0°的镜头,而 0°镜头视野较窄,应用于单孔腹腔镜手术限制了术野;直径 10 mm 镜头在单孔腹腔镜手术中,占据了单孔通道的空间。单孔腹腔镜手术多使用直径 5 mm 的 30°超长(50 cm)镜头(图 3-2),导光束连接器偏移 180°,和镜体成 45°角,减少了导光束对术者的阻挡,避免扶镜者和术者在工作空间上的相互干扰。在手术过程中,可以通过镜头的旋转调整视野,避免器械遮挡视野。临床上使用的直径为 5.4 mm 的四方向电子镜,镜头前端可向四个方向弯曲 100°,在单孔腹腔镜手术中,能扩大观察范围,避免受到手术器械的干扰,可无阻碍地观察术野(图 3-3)。

（二）照明系统

1. 光源　在光源灯泡前安置一片红外滤波片,过滤掉可见光中产生热量的红外光,这时输出的光称为冷光,光源称为冷光源。光源的种类有氙气灯、卤素灯、金属卤素灯、LED 灯。在临床中,较多使用氙气灯(图 3-4)。

2. 光导电缆　多使用导光纤维束光缆(图 3-5)。

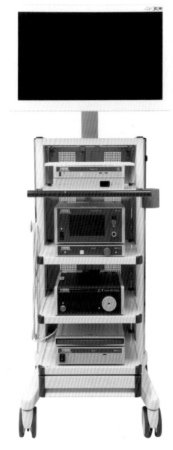

图 3-1　摄像系统

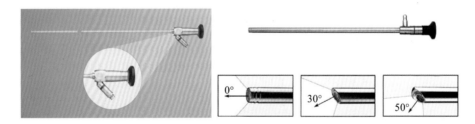

图 3-2　单孔腹腔镜镜头

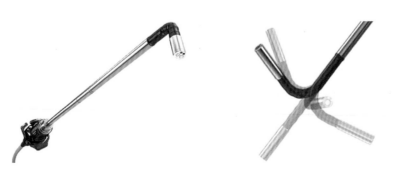

图 3-3　四方向电子镜

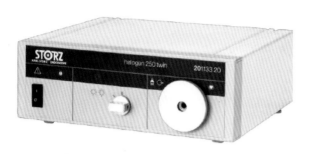

图 3-4 氙气灯

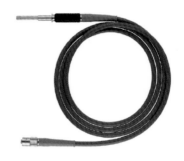

图 3-5 导光纤维束光缆

第二节 单孔入路平台

（一）自制单孔入路平台

自制单孔入路平台（图 3-6）是用一次性切口保护套和手套自制的操作平台，一次性切口保护套由内环、外环和通道组成。自制单孔入路平台有价格便宜、医疗成本低的优势，可减轻患者的经济负担。

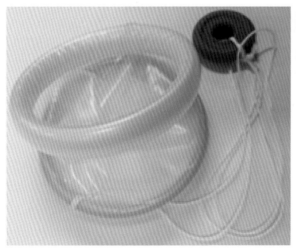
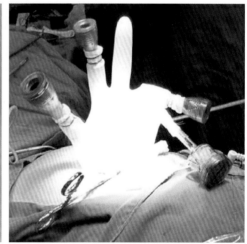

图 3-6 自制单孔入路平台

（二）一次性腹腔镜手术单孔穿刺器

一次性腹腔镜手术单孔穿刺器（软器械鞘管）由一次性切口保护套（图3-7）、密封体（图3-8）、鞘管组成。辅助组件由支撑环、固定环组成。密封体由密封帽和 2 根通气管道组成；鞘管由鞘管套和鞘管针组成。通气管可接入 CO_2，也可外接排烟管，排出由电外科器械产生的烟雾。鞘管包括 2 支直径 5 mm 的套管和 2 支直径 10 mm 的套管，可分别插入相应直径的腹腔镜手术器械（图 3-9）。

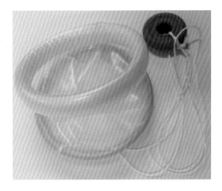

图 3-7 一次性切口保护套

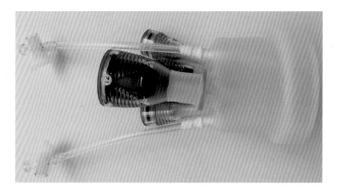

图 3-8 密封体

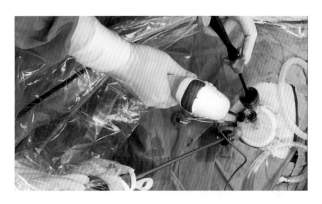

图 3-9 鞘管插入相应直径的腹腔镜手术器械

第三节 单孔腹腔镜手术器械

在单孔腹腔镜手术中,镜头和所有的手术器械都通过一个切口进入体内,器械置入部位集中,手术操作过程中器械之间易相互干扰,操作难度增大。常规的腹腔镜手术器械难以形成操作三角,无法适应单孔腹腔镜手术操作。

为方便术者操作,市场上生产了转弯器械(图 3-10)和 410 cm 的加长腹腔镜手术器械(图 3-11)。加长非转弯器械还可用于多孔腹腔镜手术,有助于降低器械购置成本,常见的加长腹腔镜手术器械有抓钳、分离钳、单极电钩、持针器、冲洗器等(图 3-12)。

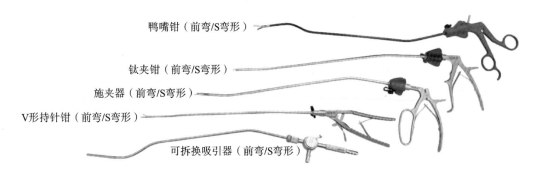

鸭嘴钳(前弯/S弯形)

钛夹钳(前弯/S弯形)

施夹器(前弯/S弯形)

V形持针钳(前弯/S弯形)

可拆换吸引器(前弯/S弯形)

图 3-10 转弯器械

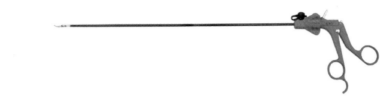

图 3-11　加长腹腔镜手术器械

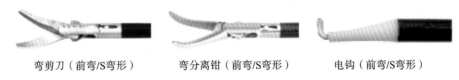

弯剪刀（前弯/S弯形）　　　弯分离钳（前弯/S弯形）　　　电钩（前弯/S弯形）

图 3-12　常见的加长腹腔镜手术器械

第四节　单孔腹腔镜设备维护和器械的清洗、灭菌

（一）单孔腹腔镜设备的维护

（1）手术开始前要打开单孔腹腔镜相关设备，对其功能进行检查，确保运作正常，防止在手术期间出现断电、漏气等故障影响手术治疗进程。

（2）氙气灯开关的时间间隔要在 20～30 min，频繁开关会缩短氙气灯的寿命。导光纤维束应盘成直径大于 10 cm 的大圆圈存放，不可过度弯曲。

（3）单孔腹腔镜镜头为直径 5 mm 的超长镜头，在手术时光源的亮度可适当调高，以满足手术的需要；在拿取镜头时应轻拿轻放，单独摆放，避免碰撞，放置在器械盒内灭菌，镜头使用后不可用超声波清洗机清洗。

（二）器械的清洗、灭菌

1. 器械的清洗　由于腹腔镜结构复杂、管腔狭长细小，在手术过程中器械表面及内腔均会沾染组织碎屑、血凝块、黏液、分泌物等，其干结后加大清洗难度，因此，在手术结束后及时行预处理，做好保湿，防止污染物干结，这是保证清洗效果的重要因素。器械使用后，立即进行保湿处理并交消毒供应中心工作人员。水洗：器械拆卸至最小结构，用流动水彻底冲洗去除血液、黏液等残留物。酶洗：器械擦干后置于多酶洗液中浸泡，可超声清洗的器械及附件应在超声波清洗机内清洗。清洗：用流动水、高压水枪彻底冲洗各管道，以去除管道内的多酶洗液及松脱的污物，管腔器械水流通畅，喷射的水柱成直线、无分叉，同时冲洗内镜的外表面。由于单孔腹腔镜器械较常规腔镜器械长，因此加长器械管腔要增加冲洗次数，避免残留物附着在管壁；器械的管腔、轴节、咬合面用软毛刷彻底刷洗，各种管道反复冲水、抽吸。初步干燥器械，75% 酒精注入管腔内及表面，再用纯化水清洗。润滑干燥：器械干燥后使用润滑液，防止管腔堵死；润滑后应用气枪和烘干机彻底去除器械表面、轴节和管腔内水分，转入检查包装区包装。

2. 器械的灭菌　内镜：标有 Autoclave 的单孔腹腔镜镜头可用高温高压灭菌，高温高压灭菌后镜头必须自然冷却；内镜还可采取低温等离子灭菌。一旦采用某种灭菌方式，就不要频繁更换,避免破坏镜头密封性。首选高压蒸汽灭菌法,该方法是目前最安全可靠的灭菌方法,可消灭所有微生物,但单孔腹腔镜器械属于高度精密仪器,许多部件不耐高温,且造价较高,如进行高压蒸汽灭菌必然会缩短器械的寿命,一般仅用于金属抓钳、分离钳穿刺套管、冲洗吸引棒等耐高温器械的消毒。

(汪　琳)

第四章
单孔腹腔镜手术
特点及优劣势

妇科腹腔镜手术发展至今日臻完善,但也面临着如何更好体现微创理念、带给患者更多人文关怀的问题。单孔腹腔镜手术(laparoendoscopic single-site surgery,LESS)是基于近年来兴起的经自然腔道内镜手术(natural orifice transluminal endoscopic surgery,NOTES)的基本理念,即减少或隐蔽手术瘢痕、减轻术后疼痛、促进术后康复而开展起来的,更符合手术微创化的发展趋势,体现了美容化的人文宗旨。

一、特点

单孔腹腔镜手术根据入路的不同,可分为经脐单孔腹腔镜手术(E-NOTES 或 TU-LESS)和经自然腔道内镜手术(NOTES)。脐是人类先天残留的瘢痕,利用这个自然瘢痕,手术瘢痕可完全隐藏,这种方法也被称为胚胎期经自然腔道内镜手术(E-NOTES),目前被广泛使用。经自然腔道内镜手术(NOTES),是指通过口腔、肛门、阴道或尿道和内脏的穿孔,进入腹腔,到达目标组织进行手术的方式,目前由于医学伦理和技术的限制,应用较少,妇科常用的有经阴道单孔腹腔镜手术(V-NOTES)。

二、优势

单孔腹腔镜手术与常规的三孔、四孔腹腔镜手术相比,除了具有基本治疗作用之外,最大的优势在于腹壁创伤小,术后疼痛轻,手术瘢痕隐蔽不易发现,美容效果满意等。因此,单孔腹腔镜手术符合目前尽可能减少侵入创伤的微创理念,相关单孔腹腔镜手术的优点可以归纳为以下几个方面。

(一)疼痛减少

单孔腹腔镜手术中切口数量减少,术后疼痛明显减轻。V-NOTES 以阴道为入路,由于阴道痛觉神经不敏感,疼痛程度更轻,更有利于术后快速康复。

(二)美容效果

单孔腹腔镜手术最大的优点是术后腹壁基本无可见的手术瘢痕。TU-LESS 是通过脐单孔进入,因脐部切口易被脐孔皱襞掩盖,更具有美观性,尤其对于瘢痕体质的患者,即使在单孔腹腔镜手术后脐部切口形成明显的瘢痕,也将会被巧妙地隐匿于脐环内;V-NOTES 以阴道为入路,体表无切口,美观性显而易见。因此单孔腹腔镜手术几乎可被称为"无痕"手术。

脐部的自然形态和大小以及有无脐疝、脐部肿物等合并症，是达到良好美观效果的关键。为了使脐部穿刺切口完全置于脐内，需注意脐部的自然形态和大小以及有无脐疝、脐部肿物等合并症，保存脐部的完整性，以达到良好的美观效果，充分体现单孔腹腔镜手术的美观优势。同时瘢痕不应延长出脐环，也不能损害脐部的自然形态，并可通过整形对脐部进行适当的重建。

（三）减少套管针孔并发症

单孔腹腔镜手术切口数量减少，能大大降低切口疝和切口感染、出血等并发症的发生率。TU-LESS通过脐单孔进入，减少了腹壁肌肉的穿透损伤，更具安全性；同时，脐中心与周围腹壁厚度相差大，薄弱且缺乏重要的血管和神经，以此为切口进入腹腔，可明显减少局部切口血管、软组织和脏器损伤等并发症。V-NOTES以阴道为入路，阴道黏膜愈合能力强，切口裂开及切口疝发生的可能性小。

虽然脐疝风险可能会增加，但可通过以下方式预防脐疝的发生：①脐部切口可在患者保持头低臀高位下进行缝合；②需缝合筋膜层，加固脐部抵抗力；③手术结束麻醉苏醒过程中，如患者出现剧烈呕吐，需加压按住脐部切口，防止腹压骤增而导致腹腔内脏器嵌顿；④术后观察患者胃肠道恢复情况，如有腹痛、腹胀、呕吐频繁，不可忽视，需积极查明原因，警惕部分切口疝。

（四）取出标本更容易

脐部和阴道切口的弹性好，可扩张性强，使得术中取出标本更容易，尤其对于畸胎瘤、肌瘤、腺肌瘤等质硬病灶；对于巨大卵巢囊肿，可以减少因肿瘤破裂导致肿瘤分期增加或腹腔种植的风险；同时可以一定程度避免挤压而造成组织部分脱落残留，这在输卵管妊娠的输卵管切除术中尤为重要。

综上所述，单孔腹腔镜手术虽不能取代常规腹腔镜手术成为主流，但因其自身的优势，可作为常规腹腔镜手术的补充。随着技术的进步，器械设备的成熟，在临床研究发展的基础上，单孔腹腔镜手术必将在腹腔良性病变和早期肿瘤的治疗中占有一席之地。

三、劣势

（一）操作器械的相互干扰

手术器械及光学系统的相互干扰是主要问题。所有器械均由单个切口进入腹腔，使得在体外操作的手柄相互干扰，操纵杆在腹壁套管中拥挤牵绊，难以在腹腔内展开，即所谓的"筷子效应"。解决方案如下：①使用加长器械，增大腹腔内器械的活动范围。②联合使用长短器械，在操作"轴线"上增大手术操作空间。③使用细镜，减少镜头占据的空间。④使用优质光缆及高亮光源，保持良好的视野。⑤使用单一孔道多通路，减少穿刺器（trocar）之间的相互干扰。⑥术者尽可能同时把持镜头和器械手柄，减少操作手柄端的交叉、阻挡。⑦合理调整器械手柄交叉角度。⑧非主要器械尽量远离操作区域。⑨将器械手柄部分转至不同的方向。

（二）操作三角的丧失

由于同轴操纵违背了传统的三角分布原则，这在一定程度上影响了术者对深度和距离的判断，操作的精准度下降。单孔腹腔镜手术均采用单一孔道多通路的方式进入腹腔，穿刺器几乎处于同一个平面区域的多通路内。这就要求在手术中通过器械之间的纵向"深度"创造三维手术操作区域。解决方案：①使用弯曲状或带有活动关节的器械。②弯曲状器械和直器械的联合应用。

（三）视野的局限

单孔腹腔镜手术是线性视野,画面立体感差,镜头在腹腔内外易与器械相互干扰,画面稳定性差。镜头和器械经由同一端口进入腹腔,在同一轴线上,器械进行操作时容易遮挡镜头。术者需同时把持镜头和器械,在进行器械操作过程中,必然以把持操作器械为主,镜头处于次要地位,难以获得较好的视野。解决方案:①使用直径5 mm 30°超长镜头,斜面镜头可通过镜头的旋转调整角度,避免器械遮挡视野。但要保持镜头的旋转角度,必要时需要助手辅助或使用相应的体外固定装置。②使用直径5 mm可弯曲镜头,将可弯曲镜头弯至非操作区域,防止遮挡视野和干扰手术操作。

（余炜昶）

第五章
单孔腹腔镜手术要点

单孔腹腔镜手术(LESS)是通过脐部单一切口进行操作的外科手术,所需腹腔镜和操作器械均需通过该切口进入体内以完成手术,使得在体外操作的手柄相互干扰,操作杆在腹壁套管中相互牵绊,难以在腹腔内展开;同时由于同轴操纵,违背了传统的三角分布原则,这在一定程度上影响了术者对深度和距离的判断,操作精准度下降;而且 LESS 是线性视野,画面立体感及稳定性差。因此,单孔腹腔镜下进行体内缝合、打结是手术的主要限速步骤,需要术者有娴熟的腹腔镜手术技巧,足够的耐心和毅力才可以完成手术。

一、缝合

妇科手术中,子宫肌瘤剥除后创面(图 5-1)、全子宫切除术后阴道残端(图 5-2)及附件手术均需要缝合,可选择以下方法。

拉线调整
切口方向

(1) 利用针的弧度来创造操作三角,绕着针来绕线打结:以腹壁吊线作为中轴,用针围绕吊线来打结;将柔软的线在肠管表面绕圈,另一头穿过线圈拉紧形成结。

阴道残端
缝合

(2) 使用免打结的倒刺缝线。该缝线的最大特点是整条线体均匀分布倒刺结构,在贯穿缝合组织后,缝线和组织间可产生持久、均匀的张力以避免缝线反向滑脱,因此连续缝合组织可不必反复收紧缝线。该缝线末端为一线圈,在腹腔镜下缝合阴道残端时,缝合第一针后将缝线穿过线圈,收紧缝线即可起到打结作用,之后连续缝合时,每缝合一针,只需收紧缝线,缝合最后一针后直接剪断缝线即可。

(3) 使用预先滑结抽紧法。采用 1 号针线一体可吸收线,距针尾 20 cm 处,翻折缠绕 3 周,形成可滑动的水手结,无针端可抽紧;在体内缝合时,第一针以扣结的阻力固定,最后一针将针穿过活扣,抽紧滑结即可。

(4) 使用关节连动杆和直器械进行缝合、打结。

(5) 使用自动归位持针器(图 5-3),可使医生持针更轻松、缝合更快,尤其是易于变换缝针进针时与组织的角度,并且可用于单手缝合。

(6) 使用自动缝合器。Endo stitch(图 5-4)是一种直径为 10 mm 腹腔镜下的自动缝合器,其有两个钳臂,其中一个钳臂上固定有一个缝针,从一次性装载单元上装载,通过握手柄,快速按动肘节杠杆可以将缝针转移至另一个钳臂;其可用于内镜手术中软组织上的连续或不连续缝合,可单手完成,降低了单孔腹腔镜手术缝合的难度。

(7) 全子宫切除术后的阴道残端可经阴道进行缝合。

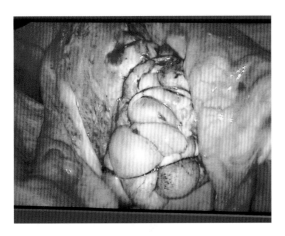 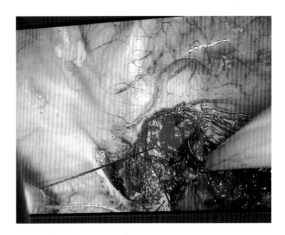

图 5-1　子宫肌瘤的缝合　　　　　　　图 5-2　全子宫切除术后阴道残端的缝合

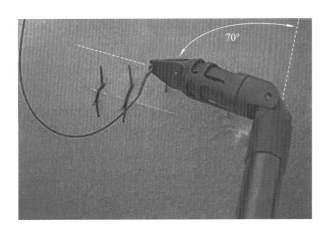

图 5-3　自动归位持针器

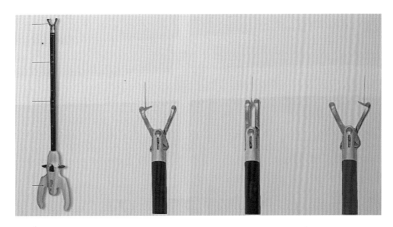

图 5-4　Endo Stitch

C形打结

系鞋带式
打结

吊线式打结

绕圈式打结

二、打结

（1）腔外打结法。此种打结方法是指于体外在缝线尾部做一滑结，用抓钳夹住缝线靠近缝针的一侧，经转换器送入腹腔内，缝针从组织出针后，持针器将缝线穿入滑结中，拉紧缝线即形成一外科结，此后单手连续缝合创面。

（2）腔内打结法。腹腔镜直视下，缝针于耻骨联合上方垂直插入患者腹壁，腹腔镜下持针器钳夹缝针将缝线拉入腹腔，但保留长约 5 cm 的线尾于体外，镜下缝合组织第一针后，助手于体外拉紧固定线尾，术者右手握持针器进行单手打结，即持针器将缝线抓住，绕穿出腹壁的缝线一圈，再将缝针从线圈穿出，拉紧缝线，完成腔内打结。具体方法如下：①C形打结。②系鞋带式打结。③吊线式打结。④绕圈式打结。

单孔腹腔镜手术由于其操作上的难点及手术器械的限制，缝合和打结是较为困难的步骤。我们可以通过一些可弯曲的手术镜头、关节连动杆、自动归位持针器及自动缝合器降低手术难度。我们相信，随着腹腔镜手术的发展，手术器械的不断改进，单孔腹腔镜手术定将更加成熟，不断克服其局限性，在妇科领域发挥更大的作用。

（余炜昶）

第六章
单孔腹腔镜手术入路

　　单孔腹腔镜手术入路主要包括经脐入路和经阴道入路,经阴道入路又可分为前穹隆入路、后穹隆入路和中间入路。入路通道的建立是单孔腹腔镜手术操作的第一步。熟练掌握入路的解剖层次是安全建立通道的基础。同时,如何选择合适的入路是术者面对的重要问题之一。

第一节　经脐入路

　　脐位于腹前正中线上,是胎儿脐带脱落后留下的天然瘢痕。脐凹处解剖结构一般有5层,由外向内为皮肤、皮下脂肪、筋膜、腹膜外脂肪和腹膜。

经脐入路1

一、脐部的切开

　　确定手术方案后先嘱患者每天洗澡时自行清洗脐部,术前1天行脐部护理,患者取平卧位,护士用医用石蜡油1 ml滴入脐部,留置2 min后用棉签轻拭,除去皮脂垢,再用温肥皂水清洗干净。手术时外翻脐窝皮肤后,再次用无菌小棉签蘸碘伏消毒3遍。脐部护理及消毒时,注意力度适中,避免表面皮肤损伤,遵循无菌及无创原则。

经脐入路2

　　手术时,把脐部皮瓣向左右两侧翻开,暴露、外提脐窝底部皮肤,选取一个2~2.5 cm的脐部切口,根据患者的脐部特点和医生的能力尽可能“隐藏”切口。脐部切口大致可分为三种:①纵向切口,以脐部瘢痕的中心点开始,向头侧和会阴侧纵向切开,根据置入的单孔入路平台的需要选择切口长度。②Ω形切口,沿脐轮弧形切开皮肤,根据手术需要选择开口向头侧或会阴侧,根据置入的单孔入路平台的需要选择切口长度。③Y形切口,自脐部瘢痕的中心点开始,三叉切开,切口长约1 cm,分开角度约120°。

　　目前,多选择经脐纵向切口,即于脐部中点纵向切开皮肤2~2.5 cm,逐步牵拉上提皮下组织,显露筋膜,逐层切开筋膜与腹膜,然后用食指或小指探入腹腔,明确有无网膜或肠管粘连在切口周围,顺势将筋膜及腹膜切口延长至2.5~3.5 cm。于切口两侧中点处分别用7号丝线贯穿缝合脐部顶端筋膜、腹膜,并留线备用,牵拉上述两侧7号丝线尾端并上提,置入自制单孔入路平台或专用单孔入路平台(图6-1至图6-3)。

　　操作技巧:①外翻脐部皮肤,充分暴露脐窝底部,在中点处切开,根据脐窝形状,尽量上下等分切开皮肤。②一定要逐层牵拉上提组织,避免损伤下方肠管及其他组织。③皮肤切口尽

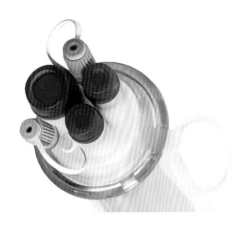

图 6-1 单孔入路平台

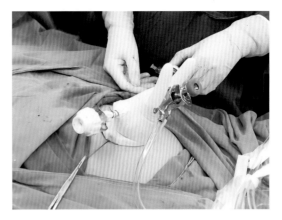

图 6-2 自制单孔入路平台

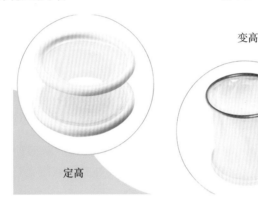

图 6-3 切口保护套

量在脐轮以内,筋膜及腹膜切口可大于皮肤切口约 1 cm。④必要时,切口上下顶端可用 2-0 可吸收线提前固定并留线,以便于牵引和后期缝合。⑤一次性手术刀片应选择小而尖的尖刀片,有利于保证切口外小内大。⑥避免长时间钳夹皮肤组织,尽可能减少创伤。

二、脐部的缝合

手术结束后,取出单孔入路平台,切开时如果未用缝线固定切口顶端,以弯血管钳钳夹、固定切口上下两个顶点的筋膜和腹膜,可用 2-0 可吸收线缝合打结。牵拉切口两侧的 7 号丝线,以 2-0 可吸收线于切口上下两顶点间断缝合筋膜及腹膜 2 针;以空针穿切口两侧预留的一根 7 号丝线,抽出另一根 7 号丝线,然后加固缝合脐部筋膜及腹膜正中部。用手指触摸检查切口缝合是否牢靠,薄弱处可再以 2-0 可吸收线加强缝合。

美容缝合脐部皮肤前,先以 2-0 可吸收线自一侧脐部顶点的皮缘进针,贯穿同侧皮下脂肪、筋膜以及对侧脐部对称组织并留线,然后自切口一端顶点开始行皮下包埋缝合直至对侧顶点。最后,把预留的、用于脐部顶点塑形的 2-0 可吸收线打结,然后按压伤口两侧组织使之凹陷成形,以小纱布卷填压包扎伤口(图 6-4)。

操作技巧:①建议选择弧度较大的 2-0"鱼钩线",便于进出针和缝合。②为了避免缝合时误缝到肠管及网膜,间断缝合筋膜和腹膜时,可以先逐针缝合留线,最后统一打结,这样便于暴露切口,必要时可以置入手指于腹腔内探查。③用于脐部顶点塑形的 2-0 可吸收线打结时要松紧合适,必要时可以用食指向下顶着脐窝旋转进一步塑形后再拉紧打结。④缝合完毕后,将一块小纱布卷成圆锥状压在脐窝处,然后用胶布固定,以减少出血和进一步美容塑脐。⑤术后3天换药后继续用小纱布卷填压包扎,一周后换药。

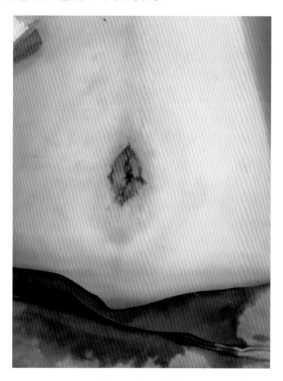

图 6-4 切口缝合

三、单孔入路平台的放置与取出技巧

①放置切口保护套时应将其扭成"8"字形以便放入,放入后常规用手指环形探查切口保护套腹腔侧一周,明确有无粘连,以防止卷压到周围肠管或网膜。②放置切口保护套时应将其预留线留在腹腔外,取出时牵拉该线即可快速、方便地取出切口保护套。③单孔入路平台的放置应遵循操作便利性原则,一般将腹腔镜的出入口放在助手一侧,这样可以最大限度减少操作过程中对术着的阻碍。

第二节 经阴道入路

经阴道入路包括前穹隆入路、后穹隆入路和中间入路。前穹隆入路一般用于子宫前方病灶的处理;中间入路多用于全子宫切除术;后穹隆入路可用于子宫后壁肌瘤或附件区域病灶的处理。相对来说,后穹隆入路较前穹隆入路更常用,原因在于阴道后穹隆切开经过的解剖层次更少,距离更短,更易到达。切开阴道后穹隆,打开直肠子宫陷凹,即可让盆腔与外界相通。

经阴道入路

以后穹隆入路为例,牵拉宫颈向上外提拉,充分暴露宫颈并展开阴道后穹隆,以宫颈的4点钟和8点钟连线为底边,可构成一等边三角形。在此三角内切开阴道后穹隆比较安全,可避免损伤周围组织。距宫颈阴道连接处下方约1.5 cm处横行钳夹阴道组织,有利于将阴道组织与子宫后壁分开,在钳夹处稍上方横行剪开阴道后壁黏膜全层,如果未进入盆腔,可以松开组织钳后,再次靠近宫颈钳夹创面内阴道黏膜,再次剪开阴道黏膜全层即可进入盆腔,见腹腔积液流出,向两侧弧形延长切口达4～5 cm。用 2-0 可吸收线缝合腹膜及在阴道后壁切缘正中牵引腹膜。

在阴道后穹隆放置单孔多通道入路平台,卵圆钳协助将切口保护套内环经阴道后穹隆推入盆腔,翻卷切口保护套外环,外环拉紧后,食指入盆腔探查一圈,确认放置正确,确保无肠管等组织挤压在其中,盖上密封帽,形成人工气腹。

手术完成后,取下密封帽,食指勾取内环,取出单孔入路平台,用 Allis 钳钳夹腹膜及阴道黏膜切口边缘,碘伏消毒后,使用 2-0 可吸收线从一侧角开始连续缝合腹膜及阴道穹隆黏膜切口。碘伏再次消毒后,阴道穹隆填塞碘伏纱布以压迫预防出血,24 h 内取出。

注意事项及操作技巧:①正确选择阴道前穹隆切口位置,准确分离子宫膀胱间隙,打开子宫前腹膜反折,避免损伤膀胱。阴道前壁黏膜切口在膀胱横沟下约 0.5 cm,距宫颈外口约 1.5 cm 处为宜,切开阴道前壁黏膜全层,到达宫颈筋膜,注意不要切开宫颈筋膜,助手向下牵拉宫颈,以使阴道黏膜及膀胱向上回缩,同时用弯组织剪刀尖端紧贴宫颈筋膜向上推进,撑开、分离子宫膀胱间隙或食指裹纱布从宫颈向上推开、分离子宫膀胱间隙。②正确选择阴道后穹隆切口位置,准确剪开阴道黏膜全层,避免损伤直肠。③放置单孔入路平台后,先放置镜头,暴露术野,优先选择 30°的直径为 5 mm 的镜头,以留出更多的空间方便操作。

(方　敏)

第七章
单孔腹腔镜手术
标本取出方法

与普通腹腔镜手术类似,单孔腹腔镜手术标本取出的途径一般可以分为经脐取出、经阴道取出、经宫颈取出。一般来说,对任何大小的肿瘤标本均建议装入密封取物袋取出。

第一节　经脐取出

一、直接取出

可以使用 5 mm 抓钳将直径小于 3 cm 的卵巢囊肿、卵巢冠囊肿等较薄的囊肿壁或小肌瘤经脐取出,小的异位妊娠病灶、输卵管等可以使用 5 mm 或 10 mm 抓钳经脐取出,取出时可把密封帽取下以便完整取出标本。如果组织较大,难以整块取出,则可以使用尖刀片滚刀法将组织削成长条状经脐取出(图 7-1、图 7-2)。

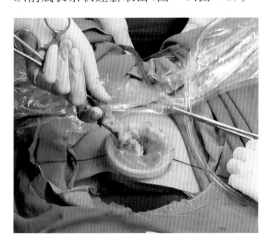

图 7-1　肌瘤取出

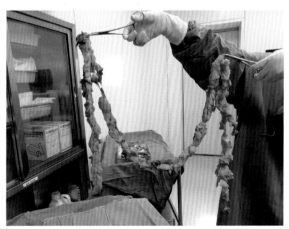

图 7-2　肌瘤取出后展示

二、使用取物袋

原则上所有的标本都建议装入取物袋。为了避免内容物溢出,卵巢畸胎瘤、卵巢肿瘤等类型的卵巢标本应使用取物袋,肌瘤剔除术时肌瘤组织也应装入取物袋再进行手工旋切;子宫内膜癌子宫较大时也应装入取物袋从阴道取出,内膜组织不要掉落在腹腔和阴道内。理想的取物袋应选用透明、强度大且防水的材料,以避免因操作导致取物袋破裂,内容物溢出于腹腔。除使用专用的取物袋外,还可以用无菌手套做成简易的取物袋,或使用医用包装用无菌塑料袋放入腹腔作为取物袋。若标本较大,可以在袋中缩减体积后将取物袋及标本一同取出。方法是将含肿物的取物袋用取物钳拉向脐孔,取下脐部密封帽,将取物袋牵出切口,在袋中缩减肿物体积后再通过切口取出。但是使用粉碎装置时必须注意避免取物袋破裂。

第二节　经阴道取出

在腹腔镜下做阴道后穹隆切口时,可以应用杯状举宫器或纱布卷顶起阴道后穹隆,手术医生在腹腔镜下定位切口位置,镜下使用单极电钩或超声刀切开阴道后穹隆;或者直接通过阴道切开阴道后穹隆扩大切口进入腹腔,使用抓钳或取物袋插入切口抓住或包裹组织标本取出,最后通过阴道或腹腔镜缝合阴道后穹隆切口。通过阴道后穹隆切口可以直接取出体积大的囊肿壁或小肌瘤。如为全子宫切除,可以在阴道残端直接取出子宫,同时可以在腹腔镜直视下完成标本的取出。

(1) 直接取出。

(2) 使用取物袋:同经脐取出,通过取物钳将取物袋牵拉至阴道切口,使用卵圆钳等夹持取物袋经阴道取出。

(3) 经阴道使用肌瘤粉碎器:手术医生在完成肌瘤切除后,使用宫颈钳夹持宫颈后唇暴露宫颈后方穹隆部,用纱布卷顶起阴道后穹隆,在腹腔镜下观察确定子宫骶韧带和直肠的确切位置。可以经阴道或腹腔镜做 5 cm 的横行切口,然后在腹腔镜监视下置入取物袋,将组织装入取物袋,自阴道取出。阴道切口可以进行连续缝合。

第三节　经宫颈取出

2010 年 Rosenblatt 等在腹腔镜次全子宫切除术中首次使用了一种新的经宫颈的粉碎组织方法。这种方法可以避免因增大侧腹部的切口而引发的疼痛,并减少伤口感染和穿刺口疝的风险。在腹腔镜下完成次全子宫切除时,将宫体自宫颈部横断后,移出举宫器。测定宫颈轴及深度后在腹腔镜的监视下使用 15 mm 的 Hegar 扩宫棒扩张宫颈或使用 Storz 公司的 10 mm 平头肌瘤钻、15 mm CISH 器械进行宫颈旋切。旋切宫颈的整个过程都要在腹腔镜监视下进行,以确保不损伤内脏。当宫颈通道打通后使用旋切器进入盆腔切除子宫。使用 10 mm 抓钳或钩通过旋切刀管在助手协助下旋切出宫体。标本完全移出后封闭宫颈。因过程比较烦琐,且妇科肿瘤现极少选择次全子宫切除术,故此方法仅作为参考。

(方　敏)

第八章
单孔腹腔镜手术并发症

妇科腹腔镜手术是融合现代妇科手术和内镜诊治技术为一体的微创诊治技术,近年来腹腔镜手术在妇科发展得越来越成熟,已成为妇科最常用的操作技术。单孔腹腔镜手术(LESS)由腹腔镜微创技术发展而来,与传统腹腔镜手术相比较,单孔腹腔镜手术的优势包括:将切口隐藏于脐部,使术中切口更小,术后切口更美观,同时也减少了多个切口导致的潜在并发症,降低了穿孔时损伤腹内脏器、血管等风险,也降低了术后切口感染、腹疝的发生风险,减少了穿孔部位的术后粘连。相比于标准腹腔镜手术,单孔腹腔镜手术在术中疼痛、并发症等方面的优势尚未得到充分的文献及循证医学证据支持。目前随着单孔腹腔镜手术的临床应用越来越多,适应证不断放宽,手术相关并发症也增加。

一、切口疝

切口疝发生的主要危险因素包括慢性呼吸系统疾病史、肥胖、激素应用、糖尿病、营养不良、黄疸、放化疗及口服抗凝剂等。脐部相较于腹壁其他部位更加薄弱,缺乏皮下脂肪和肌肉,深部仅由腹膜、横筋膜和纤维韧带层构成,且单孔腹腔镜手术切口常较传统腹腔镜手术切口大,因此存在术后切口疝的潜在风险。预防脐疝的发生,脐部切口的缝合非常重要,尤其强调完整缝合筋膜。对于脐部较深的患者,暴露筋膜会比较困难,可在切口保护套置入前,将脐部切口两端的腹膜及筋膜层进行挂线处理,便于在关闭切口时利用挂线处的标志找到腹膜及筋膜层。肥胖患者、糖尿病患者以及孕妇发生切口疝和感染的风险更高,应该对这些潜在的风险进行评估,严密止血,使用不可吸收线加固缝合,必要时予以抗感染药物进行预防。

二、术中出血

出血是腹腔镜手术中最常见的并发症。术者应熟悉盆腹腔解剖结构、熟练掌握手术操作技术、熟练应用腹腔镜手术能源。出血的原因如下:①自身免疫病,凝血功能异常;②患者自身血管丰富、血管脆,手术时电凝止血不彻底;③手术难度大,时间长。出血的预防如下:①术前完善相关检查,排除自身免疫病、凝血功能异常;②患者自身血管丰富、血管脆时,术中尽可能避开血管,手术时电凝止血彻底;③尽快完成手术。出血的处理如下:①术中监测血压、脉搏,必要时输血;②及时电凝止血。术后复查血常规,及时予以补铁治疗。

三、脏器损伤

该并发症主要指与内生殖器邻近的脏器损伤,如膀胱、输尿管及直肠损伤,多在手术操作不熟练或由于组织粘连导致解剖结构异常时发生。未能在手术中发现的肠道损伤,特别是脏器电损伤,将导致术后数天发生肠瘘、腹膜炎,严重者可导致全身感染、中毒性休克,患者预后差。

（一）膀胱损伤

1. 膀胱损伤的临床表现

（1）术中膀胱损伤:术中镜下可以看到膀胱裂孔及裂孔内的导尿管球囊。如术中怀疑有膀胱穿孔,又找不到穿孔的部位,可以用稀释的亚甲蓝溶液通过气囊导尿管逆行注入膀胱内,腹腔镜下观察膀胱周围有无尿液漏出。此外,也可以静脉注射 5 ml 靛胭脂或亚甲蓝溶液,10 min 后观察膀胱周围有无漏出。

（2）术后膀胱损伤:术中膀胱热损伤难以及时发现,几乎都是术后 1 周内出现症状,如阴道流液增多、血尿,甚至发热等。由于腹腔镜全子宫切除术加盆腔淋巴结清扫术的手术范围比较大,术中没有结扎淋巴管,术后大量淋巴流入盆腔,加上术中大量生理盐水冲洗后遗留腹腔,术后引流液一般在术后第一天相对比较多,第二天就明显减少,术后 48 h 拔除引流管。如果术后第二天引流液仍然多或拔除引流管后阴道流液又明显增多,阴道流液中查到尿液成分,则要考虑膀胱损伤或输尿管损伤。采用膀胱镜检查或逆行膀胱造影看到造影剂外渗可明确诊断。

2. 膀胱损伤处理 膀胱针刺伤不用修补,术后留置导尿管 1 周即可。膀胱撕裂伤必须分层修补。采用 4-0 带针可吸收线缝合,缝合前先将裂口两侧的膀胱黏膜边缘适当修剪整齐,缝合时从距离膀胱裂口边缘约 0.5 cm 处进针,穿过黏膜层,镜下打结后连续缝合黏膜层,再用 3-0 可吸收线连续缝合膀胱肌层。缝合时注意:①裂孔外的膀胱壁是否薄弱或已经受到损伤,并对损伤的范围和深度进行评估,必要时应缝合受损的膀胱壁或膀胱壁薄弱的部分,预防缝合膀胱裂孔后发生组织坏死而导致尿漏。②缝完膀胱黏膜层后用稀释的亚甲蓝溶液 200 ml 注入膀胱,检测是否有漏出点,如果有漏出点,则"8"字加固缝合,连续缝合肌层以加固第一层,必要时加固缝合第三层,预防尿漏的发生。③膀胱底部是重要的支撑组织,若此处的损伤未能被发现并加以修补,则容易形成瘘,如果不能确定损伤部位,可以经静脉给予 5 ml 的靛胭脂,使蓝染的尿液在几分钟内自输尿管口喷出,并且通过膀胱镜加以观察,确定损伤部位,修补时,可行输尿管插管,以避免损伤输尿管口。④术后留置导尿管 10 天以上,以保持膀胱排空,降低膀胱肌肉张力,促进伤口愈合。⑤拔除导尿管后观察排尿情况及注意阴道分泌物的质与量,及时发现膀胱子宫瘘及膀胱阴道瘘。

（二）输尿管损伤

1. 输尿管损伤原因 原因错综复杂,主要有操作失误引起的损伤、热损伤、术后输尿管瘢痕性狭窄等。

（1）操作失误引起的输尿管损伤:操作失误导致输尿管损伤的类型主要如下。①解剖不清造成断裂伤;②误钳输尿管造成夹伤;③缝扎子宫血管或重建盆底时误扎输尿管;④重建盆底时造成输尿管阻塞性成角。这些损伤的发生可以是单一的,也可能是并存的。术中不谨慎、不细致都可能造成损伤,按常规手术步骤操作同样可以发生不可预料的损伤,疑难、复杂的手术(如盆腔感染、盆腔放射性治疗后,或者其他可能造成输尿管周围纤维化或局部缺血的疾病如子宫内膜异位症等)更容易损伤输尿管。输尿管损伤可以是单侧也可以是双侧。

（2）输尿管热损伤:这是腹腔镜手术中最难预料的一种损伤,几乎都在术后出现。目前,腹腔镜手术尽管已有超声刀、血管闭合器等比较先进的操作器械，但这些先进的器械工作时也会产生高温，向邻近组织传导热量。此外，止血方法绝大部分采用电凝止血，电凝止血时产生的温度可以高达300℃，更容易造成热损伤。电凝子宫内膜异位病灶时会造成输尿管热损伤，腹腔镜全子宫切除术时电凝电切子宫血管、腹腔镜广泛性子宫切除术（LRTH）时电凝输尿管周围出血点等都会造成输尿管热损伤。这种热损伤无处不在。输尿管热损伤引起的血液供应的改变、组织缺血坏死可以是即时的，也可以是延迟效应，因此在术中往往难以发现，术后才发生输尿管瘘，出现相应症状和体征。

（3）分离输尿管时的损伤：主要发生在行腹腔镜全子宫切除术加盆腔淋巴结清扫术的患者中。术中大段游离输尿管，损伤了输尿管的鞘膜，引起输尿管缺血坏死而形成瘘管或手术剥离时损伤支配输尿管的神经，使输尿管蠕动无力、管腔扩张、内压增大导致缺血而形成尿瘘。输尿管血管阻断及缺血坏死是手术的严重并发症。分离膀胱宫颈韧带前后叶时，最容易损伤输尿管，特别是在输尿管进入"隧道"口发生粘连时。

（4）术后输尿管瘢痕性狭窄：主要发生在行腹腔镜全子宫切除术的患者中。由于手术需要游离输尿管，创面比较大，术后愈合过程中瘢痕形成，压迫输尿管，引起瘢痕性狭窄。

2. 输尿管损伤临床表现

（1）术中创面渗液：术中发现输尿管走行区的切口创面有渗液，应该警惕输尿管损伤的可能，镜下观察渗液是否为阵发性，并探查输尿管的行径，明确损伤的部位、程度。

（2）术中发现输尿管扩张：术前应该常规探查双侧输尿管的行径及蠕动情况，如果术中发现输尿管明显增粗、蠕动增强，提示为误扎，输尿管扩张、张力低、蠕动无力提示可能误伤了输尿管的营养血管和神经。

（3）术后少尿、无尿：这是双侧输尿管被结扎后的一种少见而严重的手术并发症，由于术后12 h无尿而被发现。术后24～48 h，无尿常常是唯一的症状，但继而血尿素氮和肌酐升高，患者表现出尿毒症的征象，可伴有背部疼痛和双侧肋脊角压痛，但常被术后镇痛所掩盖。如果输尿管梗阻不能解除，就会出现进行性加重的尿毒症和肾功能衰竭。如果患者术前无肾脏疾病，在术中也未出现大量失血、低血容量或长期的低血压等情况，术后24～48 h无尿可提示双侧输尿管梗阻。

（4）术后引流管渗液：腹腔镜广泛性子宫切除术、复杂的腹腔镜全子宫切除术等手术，术后都在腹部或阴道放引流管，一般术后第一天引流液相对比较多，第二天就明显减少，术后48 h拔除引流管。如果术后第二天引流液仍然多或拔除引流管后引流液又明显增多，则要考虑输尿管损伤或膀胱损伤。阴道内有尿液流出可能是输尿管损伤的最初征兆。如果输尿管被切断而未结扎，术后会立即出现阴道排尿。如输尿管损伤是由于其血供缺乏而造成的输尿管管壁坏死及瘘管形成，相应症状的出现需要更长时间。

（5）术后发热：术后1周内出现发热和肋脊角压痛要考虑输尿管损伤的可能。需要进一步检查血肌酐，进行肾脏超声检查和静脉肾盂造影（IVP），若静脉肾盂造影提示单侧肾功能损害或肾积水，则应行膀胱镜下输尿管插管术以确定输尿管有无损伤。术后输尿管损伤的临床表现及其出现时间因类型和部位而不同。单侧输尿管损伤患者在术后可能出现肾盂肾炎症状、侧腹疼痛、输尿管阴道瘘或在肾区扪及由肾积水引起的有压痛的腹块。

虽然有时输尿管被缝扎、钳夹及热损伤等可在术中发现，但大多数是在术后5天内因输尿管坏死、穿孔而出现症状，也有2周后才出现临床症状的。所以，如果术后出现腹胀或排气延迟、腹痛或腰痛、不明原因发热、少尿、腹腔积液、伤口渗液、腹膜炎、盆腔肿块、血尿以及白细胞计数增高,应考虑输尿管损伤的可能。术后短期内出现症状者,损伤往往较重,且多为横断伤,而晚期出现症状者,损伤较轻或因组织缺血坏死而引起。由于输尿管损伤的临床症状不典型,易与术后感染混淆,如果不注意观察相关症状和体征并及时进行相应的辅助检查,往往容易误诊。怀疑输尿管损伤后,可以通过肾脏输尿管 B 超检查、静脉肾盂造影等尽早做出诊断,及时处理。

3. 输尿管损伤的处理 输尿管损伤的治疗方法由发现的时间(如术中发现及术后发现)而决定。

(1)严密观察:手术过程中发现输尿管轻微损伤或一过性损伤但基本未影响其功能时可以自行恢复,如术中轻微的输尿管肌层的电热损伤、一过性的轻微钳夹损伤、下段输尿管分离时造成的输尿管周围水肿,都可以自然恢复和愈合,但术后必须严密观察排尿情况等。

(2)保守治疗:放置输尿管支架。

(3)手术治疗:输尿管损伤的手术治疗方法很多,包括输尿管修补、输尿管端端吻合、输尿管膀胱吻合、输尿管膀胱种植等,可以在腹腔镜下进行,也可以中转开腹进行。

(三)血管损伤

腹腔镜下不管做什么手术,都会发生出血,甚至可能造成血管损伤。手术越复杂,血管损伤与出血的发生率越高。

1. 血管损伤原因

(1)手术操作造成损伤:绝大部分发生在腹腔镜下盆腔及腹主动脉旁淋巴结清扫术中,损伤的几乎都是大血管,包括腹主动脉、下腔静脉、髂总动脉、髂总静脉。

(2)术者对盆腹腔血管解剖结构不熟悉。

2. 血管损伤处理

(1)如果术中发生血管损伤,有经验者于腹腔镜下修补,无经验者立即中转开腹或请血管外科医生协助处理。

(2)髂总血管损伤的处理:髂总动脉损伤的可能性极小。如果只是动脉壁上小的损伤,由于髂总动脉壁比较厚,可用双极电凝止血,一般不会导致动脉热损伤。髂总静脉损伤的机会相对比较多。髂总静脉损伤后出血多而猛,处理上应该迅速用吸引管将血液吸出,初步判断损伤的部位和范围,如果考虑腹腔镜下不能处理,则用吸引管压迫破裂口,立即中转开腹进行修补。

(四)肠管损伤

肠管损伤是术中最容易发生的一种并发症,大多由操作创伤和热损伤造成。

1. 肠管损伤原因 单孔腹腔镜手术中导致肠管损伤的原因很多,如分离粘连、钳取组织物、器械进出等。

(1)小肠损伤:多发生于有腹部手术史的患者。由于手术时肠管与前腹壁粘连,或者肠管与子宫粘连或肠间相互粘连,分离时可能造成损伤。单孔腹腔镜是线性视野,分离粘连时要注意镜头角度和距离,要有立体感,防止因为视野问题,没有看清楚肠管背面组织而造成误伤。

(2)结直肠损伤:造成结直肠损伤的原因很多,包括分离盆底粘连、分离直肠阴道间隙、操作失误、热损伤等:①钝性分离操作不当。②对解剖结构不熟悉。③热损伤。熟悉解剖结构是关键。分离肠管粘连时多为锐性分离,应找准间隙,避免电凝止血,尤其是针对小肠表面出血,建议用 4-0 可吸收线缝合止血。

2. 肠管损伤的处理

(1)小肠损伤的处理:小的损伤可以自然愈合,肠壁的肌肉系统一般能封闭穿孔并能防止肠内容物漏入腹腔。如果小肠浆膜层损伤而又出血,应该及时修补;如果小肠损伤达黏膜层,应该分层缝合损伤面;如果为小肠断裂伤,应该进行端端吻合。

（2）结直肠损伤的处理：如果直肠受损,最好请胃肠外科专家协助处理,是否及时行腹腔镜下肠管吻合或肠造瘘手术,由胃肠外科专家决定。术后使用广谱抗生素,预防感染。

四、与 CO_2 有关的并发症

皮下气肿、术后上腹部不适及肩痛是常见的与腹腔 CO_2 气腹有关的并发症。上腹部不适及右肩疼痛是由 CO_2 气腹对膈肌的刺激所致,术后数天内症状减轻或消失。如术中发现胸壁上部及颈部皮下气肿,应该及时检查是否存在腹腔气腹皮下泄漏并及时降低气腹压力。

五、其他手术并发症

切口愈合不良、切口疼痛、术后尿潴留可发生于术后,但较少发生。

（姚冬梅）

第九章
加速康复外科在单孔腹腔镜手术中的应用

作为微创技术的腹腔镜手术发展至今已数十年,给患者带来更小的切口、更少的疼痛和创伤、更少的并发症、更短的住院时间、更快的恢复和更佳的美容效果等诸多益处,尽管如此,追求更加微创、更多人文关怀的理念对腹腔镜手术提出了更高的要求。

单孔腹腔镜手术(laparoendoscopic single-site surgery,LESS)是近年来兴起的经自然腔道内镜手术(natural orifice transluminal endoscopic surgery,NOTES)的一种特殊类型,利用人类先天残留的自然瘢痕,将手术切口隐藏于脐孔或脐周,因此术后体表几乎看不到手术的痕迹,在促进术后康复、皮肤美观等方面有着明显的优势,同时也是对传统腹腔镜手术的发展和有益补充,已成为目前经自然腔道内镜手术中发展最快、应用最广泛的技术。与传统腹腔镜手术相比,LESS治疗妇科疾病的安全性与有效性毋庸置疑,但其在减轻术后疼痛、美化伤口效果、缩短住院时间、减少住院费用方面仍存争议,值得思考与探究。近年来,随着"以疾病为中心"代替"以技术为中心"诊疗理念的提出,对围手术期采取一系列优化措施以改变疾病的结局受到了广泛关注。

一、ERAS 的概念及现状

加速康复外科(enhanced recovery after surgery,ERAS)又称快速康复外科(fast-track surgery,FTS),由丹麦外科医生 Kehlet 于 1997 年提出,经过 20 余年的推广应用,其理念现已渗入胃肠外科、肝胆胰外科、心胸外科、骨科、泌尿外科等多个专科,并取得了令人瞩目的成果。ERAS 应用循证医学证据,以患者为中心,在有效麻醉、微创技术及围手术期管理三个重要环节,对围手术期(住院前、术前、术中、术后、出院后)临床路径予以优化,通过外科、麻醉、护理、营养等多学科协作,在加强术前患者宣教、缩短术前禁食时间、简化胃肠道准备、预防静脉血栓、预防性使用抗菌药物、防止术中体温过低、采用微创手术、多模式镇痛、预防术后恶心呕吐、进行术后早期肠内营养、鼓励术后早下床活动等方面进行循证管理,从而缓解围手术期应激反应,减少术后并发症,缩短住院时间,促进患者康复。这一优化的临床路径贯穿于整个诊疗过程,其核心及目的就是强调以患者为中心的诊疗理念。黎介寿院士于 2007 年首次将 ERAS 的理念引入中国,通过多年的不断发展,ERAS 逐渐在我国相关外科领域得到了广泛的应用,相关组织机构也先后发布了《促进术后康复的麻醉管理专家共识》《结直肠手术应用加速康复外科中国专家共识(2015 版)》《肝胆胰外科术后加速康复专家共识(2015 版)》及《中国加速康复外科围手术期管理专家共识(2016)》等,进一步规范及促进了我国 ERAS 的应用。在妇科领域,相关研究报道相对较少,现行的不少具体措施仍基本借鉴胃肠外科等的研究经验。因此,为规范及促进妇科/妇科肿瘤 ERAS 的应用及发展,2016 年国际加速康复外科协会提出了 ERAS 在妇科/妇科肿瘤领域的应用指南,首次对 ERAS 在妇科/妇科肿瘤领域的应用进行了规范化总结,随着相关研究的深入以及证据的升级,国际加速康复外科协会在 2019 年对该指南进行了更新。

二、ERAS 在妇科单孔腹腔镜手术中的应用

完善的术前准备可使患者具有充分的心理准备和良好的生理条件。术前准备的程度直接关系到手术的成败及术后的康复,术前准备主要包括术前咨询、机械性肠道准备、禁食、麻醉前用药、预防性抗血栓治疗、预防性使用抗菌药物、皮肤准备及消毒等。基于循证医学证据的研究发现,既往长期进行的不少术前处理其实对患者术后的康复并无益处,甚至存在一定的危害。

(一)ERAS 项目及措施:术前部分

1. 术前宣教 妇科手术涉及女性生殖器官,人们往往对妇科手术过度焦虑与恐惧。ERAS 推荐根据病情进行针对性的全面评估。采用多人次、多频率、多时段及多模式的策略进行术前宣教,针对不同患者,采用卡片、多媒体、展板等重点介绍麻醉、手术、术后处理等围手术期诊疗方案,缓解其焦虑、恐惧及紧张情绪,使患者知晓自己在诊疗过程中所需发挥的重要作用,获取患者及其家属的理解、配合,包括术后早期进食、早期下床活动等。

2. 术前戒烟、戒酒 吸烟与术后并发症的发生率和死亡率具有相关性,可致组织氧合降低、切口感染、肺部并发症、血栓形成风险增加等,戒烟至少 2 周方可减少术后并发症的发生。戒酒可缩短住院时间,降低并发症的发生率和死亡率,改善预后。戒酒时间长短对器官功能的影响不同,戒酒 2 周即可明显改善血小板功能,缩短出血时间,一般推荐术前戒酒 4 周。

3. 术前访视与评估 术前应全面筛查患者营养状态、心肺功能及基础疾病,并经相关科室会诊予以纠正及针对性治疗,术前将患者调整至适宜状态,以降低围手术期严重并发症的发生率。审慎评估手术指征与麻醉风险及耐受性,针对并存疾病及可能的并发症制订相应预案,初步确定患者是否具备进入 ERAS 相关临床路径的基础和条件。术前麻醉访视时,麻醉医生应仔细询问患者病史(包括合并疾病、手术史、过敏史等),进行 ASA 分级、气道及脊柱解剖学的基本评估,以改良心脏风险指数(revised cardiac risk index,RCRI)评价围手术期严重心脏并发症的发生风险。RCRI 所包含的指标如下:①缺血性心脏病史;②充血性心力衰竭史;③脑血管病史;④需要胰岛素治疗的糖尿病;⑤慢性肾脏疾病(血肌酐>176.8 μmol/L);⑥胸腹腔及大血管手术。对于合并肝脏疾病以及黄疸的患者,应特别关注患者的凝血功能、有无合并低蛋白血症、血胆红素水平等情况,以指导麻醉方案的设计和管理。采用代谢当量(metabolic equivalent of task,MET)评级可预测术后心血管事件发生率,代谢当量<4 时提示心功能差,术后心血管事件发生率高。心功能好的患者,即使有稳定型缺血性心脏病或其他危险因素,其预后也较好。

4. 术前营养支持治疗 利用术前营养风险评分 2002(nutritional risk screening 2002,NRS2002)进行全面的营养风险评估。当合并下述任一情况时应视为存在严重营养风险:6 个月内体重下降>10%;疼痛数字评分法(NRS)评分>5 分;体重指数(BMI)<18.5 kg/m²;血清白蛋白浓度<30 g/L,对该类患者应进行支持治疗,首选肠内营养。当口服不能满足营养需

要或合并十二指肠梗阻时可行静脉营养支持治疗。对于营养状态良好的患者,随机对照试验(RCT)结果显示术前营养支持治疗并不能使患者获益。术前营养支持治疗时间一般为 7～10 天,严重营养风险患者可能需要更长时间的营养支持,以改善患者营养状况,降低术后并发症发生率。

5. 术前肠道准备 术前机械性肠道准备为应激因素,特别是对于老年患者,可致脱水及电解质失衡。不推荐对腹部手术患者常规进行机械性肠道准备,以减少患者液体及电解质的丢失,术前机械性肠道准备仅适用于需要术中进行结肠镜检查或有严重便秘的患者。

6. 术前禁食禁饮 传统观念认为,术前 10～12 h 应开始禁食。研究表明,缩短术前禁食时间,有利于减少术前患者的饥饿感、口渴感及烦躁、紧张情绪等,有助于减少术后胰岛素抵抗,缓解分解代谢,甚至可缩短术后住院时间。除合并胃排空延迟、胃肠蠕动异常等外,目前提倡禁饮时间延后至术前 2 h,之前可口服清流质饮食,包括清水、糖水、无渣果汁、碳酸饮料、清茶及黑咖啡(不含奶),不包括含酒精类饮品;禁食时间延后至术前 6 h,之前可进食淀粉类固体食物(牛奶等乳制品的胃排空时间与固体食物相当),但油炸、脂肪及肉类食物则需要更长的禁食时间。术前推荐口服含碳水化合物的饮品,通常在术前 10 h 饮用 12.5% 碳水化合物饮品 800 ml,术前 2 h 饮用不多于 400 ml。

7. 术前麻醉用药 术前不应常规给予长效镇静药和阿片类药物,因为这些药物可延迟术后苏醒时间。如果必要,可谨慎给予短效镇静药,以缓解硬膜外或蛛网膜下腔麻醉操作时患者的焦虑。老年患者术前应慎用抗胆碱药物及苯二氮䓬类药物,以降低术后谵妄的风险。

8. 静脉血栓栓塞的预防 静脉血栓栓塞(venous thromboembolism,VTE)是妇科肿瘤患者所要面临的主要风险。所有接受超过 30 min 大型手术的妇科肿瘤患者都应接受机械性预防和药物(低分子量肝素或普通肝素)预防,并且这种双重预防应持续整个住院期间。妇科肿瘤患者通常会在术后 3～5 周开始行辅助化疗,化疗期间 VTE 的预防仍需引起重视。2019 年相关指南对 VTE 预防的总结和推荐进行了更新,并新增了化疗期间血栓的预防,具体如下:VTE 风险增加的患者应接受机械性预防和药物(低分子量肝素或普通肝素)预防。预防应在手术开始时进行,并持续至术后。

(二)ERAS 项目及措施:术中部分

1. 预防性使用抗菌药物 预防性使用抗菌药物有助于降低择期腹部手术后感染的发生率。使用原则:①预防用药应同时针对需氧菌和厌氧菌;②应在术前 30～60 min 输注完毕;③单一剂量与多剂量方案具有同样的效果,而当手术时间长于 3 h 或术中出血量超过 1000 ml 时,应在术中重复使用 1 次。

2. 全身麻醉方法的选择 选择全身麻醉,以满足手术的需求并抑制创伤所致的应激反应,同时,在手术结束后,应使患者快速苏醒,无麻醉药物残留效应。因此,短效镇静药、阿片类药物及肌松药为全身麻醉用药的首选,如丙泊酚、瑞太尼、舒芬太尼等,肌松药可考虑罗库溴铵、顺式阿曲库铵等。肌松监测有助于精确的肌松管理。基于腹腔镜手术的微创特征,全身静脉麻醉可有效抑制手术创伤的应激反应,因右美托咪定还具有抗炎、免疫保护以及改善肠道微循环等效应,对于创伤大、手术时间长以及经历缺血再灌注损伤的腹内手术,可复合连续输注右美托咪定。

3. 气道管理及肺保护性通气 采用低潮气量(6～8 ml/kg),中度 PEEP(5～8 cmH$_2$O),FiO$_2$<60%,吸呼比 1:(2～2.5),其中慢性阻塞性肺疾病(COPD)患者可以调整吸呼比为 1:(3～4)。间断性肺复张性通气为防止肺不张的有效方法,应该至少在手术结束、气管拔管

前实施 1 次。术中调整通气频率,维持 $PaCO_2$ 在 $35\sim45$ mmHg。腹腔镜手术 CO_2 气腹以及特殊体位,可能影响呼气末二氧化碳分压($PetCO_2$)评估 $PaCO_2$ 的准确性,在气腹后应测定动脉血气以指导通气参数的调整,避免发生严重高碳酸血症。

4. 术中输液及循环管理 目前提倡以目标导向液体治疗(goal-directed fluid therapy, GDFT)的理念及措施指导液体治疗。ERAS 液体管理目标为尽量减少机体体液量的改变。血容量不足可导致机体灌注不足和器官功能障碍,而水钠潴留则是术后肠麻痹及相关并发症发生的主要原因,因此术中应用平衡液维持出入量平衡,避免输液过度及不足,辅助应用血管收缩药物以防止术中低血压,避免肠道低灌注和发吻合口漏的风险,降低低血压相关急性心肌损伤、急性肾损伤及术后肠梗阻的发生率。推荐适当使用 α 肾上腺素能受体激动剂,如去氧肾上腺素或低剂量去甲肾上腺素等缩血管药物,维持术中血压不低于术前水平的 80%。对于肾功能未见异常的患者,术中可考虑给予胶体液,在维持围手术期体液零平衡方面可能具有一定优势。

5. 术中体温管理 多项 Meta 分析及 RCT 显示,腹部复杂手术中避免低体温可降低切口感染、心脏并发症的发生率,降低出血和输血需求,改善免疫功能,缩短全身麻醉后苏醒时间。术中应常规监测患者体温直至术后,可以借助加温床垫、加压空气加热系统(暖风机)或循环水加温系统、输血输液加温装置等,维持患者体温不低于 36 ℃。手术创伤是患者最主要的应激因素,而术后并发症直接影响到术后康复的进程,提倡在精准、微创及损伤控制理念下完成手术,以降低创伤应激。术者尤应注意保障手术质量并通过减少术中出血、缩短手术时间、避免术后并发症等环节促进患者术后康复。

6. 鼻胃管留置 择期腹部手术不推荐常规留置鼻胃管减压,这有助于降低术后肺不张及肺炎的发生率。如果在气管插管时有气体进入胃中,术中可留置鼻胃管以排出气体,但应在患者麻醉苏醒前拔除。

7. 腹腔引流 腹部择期手术患者术后使用腹腔引流管并不能降低并发症的发生率或减轻其严重程度,不推荐对腹部择期手术患者常规放置腹腔引流管。

8. 导尿管的留置 导尿管一般放置 24 h 后应予拔除。

9. 围手术期液体治疗 治疗性液体的种类包括晶体液、胶体液及血制品等。液体治疗是围手术期治疗的重要组成部分,目的在于维持血流动力学稳定以保障器官及组织灌注、维持电解质平衡、纠正液体失衡和异常分布等。研究表明,液体治疗能够影响手术患者的预后,既应避免因低血容量导致的组织灌注不足和器官功能损害,也应注意容量负荷过重所致的组织水肿。提倡以目标为导向的液体治疗理念,根据不同的治疗目的、疾病状态及阶段个体化制订并实施合理的液体治疗方案。晶体液可有效补充人体生理需要量及电解质,但扩容效果差,维持时间短,大量输注可致组织间隙水肿及肺水肿等。人工胶体作为天然胶体的替代物已广泛应用于围手术期的液体及复苏治疗,扩容效能强,效果持久,有利于控制输液量及减轻组织水肿,但存在过敏、干扰凝血功能及肾损伤等副作用。对于耗时长、操作复杂、出血量多的中大型手术,可将晶体液与胶体液以 3∶1 的比例输注。羟乙基淀粉 130/0.4(HES 130/0.4)分子质量较小,降解快,安全性更好,对凝血功能和肾功能的影响较小,成人每日用量可提高到 50 ml/kg,输注后可维持相同容量的循环血量至少 6 h,特别是溶于醋酸平衡盐溶液的 HES 130/0.4,渗透压及电解质浓度接近血浆,具有更好的安全性,可降低电解质紊乱的发生风险。

(三)ERAS 项目及措施:术后部分

1. 术后疼痛管理 推荐采用多模式镇痛方案,目标:①有效控制动态痛(VAS 评分<3

分);②避免镇痛相关不良反应;③加速患者术后早期肠功能恢复,确保术后早期经口进食及早期下地活动。在控制切口痛方面,推荐局麻药伤口浸润镇痛联合低剂量阿片类药物 PCIA＋NSAID 方案。局麻药可选用罗哌卡因、利多卡因和布比卡因等。以激动 μ 受体为主的阿片类药物可致肠麻痹,而以激动 κ 受体为主的阿片类药物不具有导致肠麻痹及术后恶心呕吐的药理学特征,同时可有效减轻手术导致的内脏痛。对于肠功能不全的患者,需优化阿片类药物的选择,以确保有效镇痛,并促进术后肠功能的快速恢复、早期经口进食和下地活动。

2. 术后恶心呕吐(postoperative nausea and vomiting,PONV)的预防与治疗 PONV 共识推荐使用两种止吐药,以减少 PONV。5-HT₃ 受体拮抗剂为一线用药,可以联用小剂量地塞米松(4～8 mg)。二线用药包括抗组胺药、丁酰苯类药物和吩噻嗪类药物等。也可依据患者的高危因素采取其他措施降低 PONV 的风险。危险因素包括年龄(＜50 岁)、女性、非吸烟者、晕动病或 PONV 病史以及术后给予阿片类药物。推荐措施包括麻醉诱导和维持使用丙泊酚,避免使用挥发性麻醉药,术中、术后阿片类药物用量应最小化,避免液体过负荷等。

3. 术后饮食 有研究显示,择期手术后尽早恢复经口进食、饮水及早期口服辅助营养可促进肠道功能的恢复,有助于维护肠黏膜功能,防止菌群失调和移位,还可以降低术后感染发生率及缩短术后住院时间。一旦患者恢复通气,可由流质饮食转为半流质饮食,摄入量根据胃肠耐受量逐渐增加。

4. 术后早期下床活动 术后早期下床活动可促进呼吸、胃肠、肌肉、骨骼等多系统功能恢复,有利于预防肺部感染、压疮和下肢深静脉血栓形成。实现术后早期下床活动应建立在术前宣教、多模式镇痛以及早期拔除鼻胃管、导尿管和腹腔引流管等各种导管,特别是患者自信的基础之上。推荐术后清醒即可采取半卧位或适量在床活动,无须去枕平卧 6 h;术后第 1 天即可开始下床活动,建立每天活动目标,逐日增加活动量。

5. 随访及结果评估 应加强患者出院后的随访,建立明确的再入院"绿色通道"。在患者出院后 24～48 h 应常规进行电话随访及指导,术后 7～10 天应至门诊进行回访,进行伤口拆线、告知病理检查结果、讨论进一步治疗等。ERAS 的临床随访至少应持续到术后 30 天。

三、ERAS 理念在单孔腹腔镜手术中存在的问题及展望

ERAS 是一种全新的围手术期管理理念,由于临床医生对 ERAS 理念的认识与掌握存在差异、相关医保政策限制、传统观念的转变困难等,ERAS 并非所有医院、所有妇科都遵循的理念和策略。如何将 ERAS 理念的核心内容应用于妇科临床工作中,仍需要大量循证医学证据支持,以制定出最佳的妇科特征化治疗策略。目前关于 ERAS 的研究因缺少统一的评价标准与体系,同质性较差。ERAS 需要在大量临床试验及循证医学证据基础上,总结并提出各项措施的评估标准,以制定相关临床指南。目前,ERAS 研究对象主要集中于无严重合并症的择期手术患者,对于急重症、合并严重营养不良、高龄、严重心脑血管疾病等患者的临床研究较少,而这一类人群术后应激反应更复杂激烈。相信随着临床研究的不断深入,ERAS 理念在妇科手术中的应用会逐步推广并成为常规,使患者以最小的应激获得最快速的康复,同时缩短住院时间、减少住院费用,合理优化医疗资源配置,达到多方共赢。

(廉红梅)

第十章
单孔腹腔镜手术在
输卵管疾病中的应用

第一节 输 卵 管 炎

输卵管炎大多发生在性活跃期、有月经的妇女,若未能得到及时正确的治疗,则可由于盆腔粘连、输卵管阻塞而导致不孕。输卵管炎多由病原体感染引起,分为急性输卵管炎和慢性输卵管炎,后者在不孕妇女中较为常见。

（一）输卵管炎单孔腹腔镜手术适应证

输卵管壶腹部或伞端梗阻、盆腔脏器粘连者。

（二）手术操作与技巧

（1）无损伤钳轻柔钳夹输卵管,暴露输卵管浆膜层与粘连的界线。操作时需要联合使用长短器械,避免双手在同一个平面相互阻挡、干扰,一手固定输卵管的方向,另一手进行分离粘连等操作,两手尽可能造成一定的距离差,方能形成器械的夹角,有利于手术操作。

（2）尝试将输卵管粘连处与周边组织或器官分离,如为膜状粘连带可用剪刀或超声刀剪除,如为致密粘连则可用超声刀分离,注意勿损伤输卵管浆膜。

（3）对于一般小血管破裂出血,可在电切的同时止血;活动性出血点可电凝止血。

（4）充分暴露两侧输卵管后注入亚甲蓝溶液,了解输卵管的通畅程度及梗阻部位。

（5）如为伞端梗阻,可行输卵管伞部造口术:在输卵管伞闭锁端扩大部的最菲薄处用单极电针或微型剪做"十"字形或"米"字形切开,再次通液,如亚甲蓝流出通畅,则将切开的黏膜瓣外翻,用4-0可吸收线或倒刺线将外翻的黏膜瓣与浆膜层间断缝合;缝合后的伞端呈花瓣状。

（6）如果伞端破坏严重或伞端被完全切除,近端输卵管正常,不能做伞部造口时,可切除病变部分,在壶腹部造口,但成功率很低。用超声刀在壶腹部盲端处将输卵管的浆膜层做一环形切开,再将盲端做环形或斜形切除至露出正常黏膜为止,通液后如近侧段输卵管通畅,则将输卵管黏膜做"袖口"状外翻,并与浆膜间断缝合,形成新的输卵管开口,若剩余输卵管较短,可将新的开口缝固定于卵巢上。

（7）尽可能分离盆腔内可见的粘连带,尤其是卵巢及输卵管周边的粘连,用生理盐水反复冲洗盆腔后,再以甲硝唑液200 ml冲洗盆腔,使用防粘连液体降低盆腔复粘概率。

第二节　输卵管妊娠

异位妊娠
切开取胚

一、输卵管切除术

(一)适应证

要求切除患侧输卵管者,生命体征平稳者,BMI<30 kg/m² 者,无全身麻醉禁忌者,未合并其他盆腔肿瘤者,术前评估无重度盆腔粘连者。

(二)手术操作与技巧

(1)吸出盆腔积血,暴露并探查双侧附件后,找出妊娠包块及出血点,有盆腔粘连者先行盆腔粘连分离术。

(2)充分暴露患侧输卵管后提起其伞端,利用超声刀沿输卵管系膜凝切分离输卵管直至峡部后,切断输卵管并将其取出。如无超声刀,可使用双极电凝及剪刀进行上述操作。剪切输卵管系膜时应注意在已充分电凝的系膜处进行,且尽量靠近输卵管,防止系膜血管出血,将切除物装入取物袋(如无专门的取物袋,也可用手套等自制的标本取物袋替代)。

(3)先检查冲洗盆腔,创面无出血后再将取物袋收紧自脐部切口取出。

(4)撤出器械,将取物袋拖至脐部切口处打开,纱布包裹好取物袋防止内容物溢出,若标本过大可用组织剪剪开,缩小其体积后用组织钳钳夹取出,漂洗检查标本有无绒毛后送病检。

二、输卵管切开取胚术

(一)适应证

要求保留患侧输卵管者,其余同输卵管切除术适应证。

(二)手术操作与技巧

(1)初始操作同输卵管切除术,必要时可在患侧输卵管妊娠包块周边的输卵管系膜内注射 6 U 的稀释后的垂体后叶素(稀释至 5 ml,合并高血压或心血管疾病患者不可使用),以减少术中出血(图 10-1)。

(2)用剪刀或单极电针沿输卵管妊娠包块最突出部位纵轴切开 1 cm 左右的小切口,生理盐水反复冲洗管腔(图 10-2)。

(3)待妊娠包块及机化血凝块松动后,用无损伤钳取出妊娠包块及血凝块放置于子宫前方,创面用双极电凝止血(图 10-3)。

(4)在病变部位或患侧的输卵管系膜处注射用生理盐水稀释过的甲氨蝶呤,预防持续性异位妊娠。

(5)冲洗盆腔并仔细检查手术创面,确认无出血后,将切除的妊娠包块及难以吸出的血凝块收集并置于取物袋中(图 10-4),收紧取物袋后经脐部切口取出,检查取出物有无绒毛后常规缝合脐部切口。

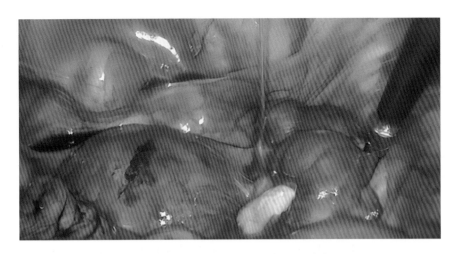

图 10-1 输卵管系膜内注射垂体后叶素

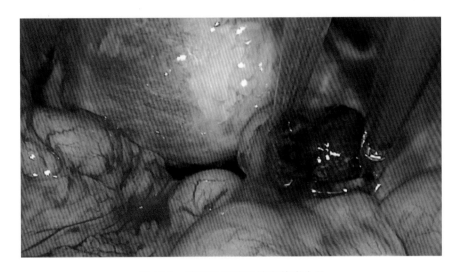

图 10-2 剪刀纵向剪开输卵管膨大处

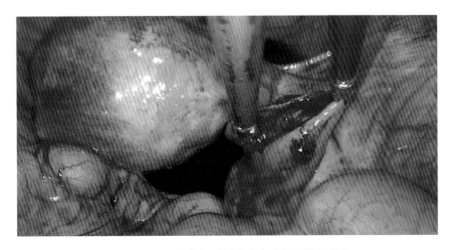

图 10-3 用双极电凝对活动性出血创面进行止血

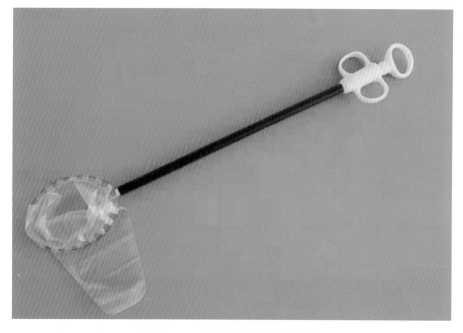

图 10-4　一次性内镜标本用取物袋

第三节　子宫楔形切除术

（一）适应证

输卵管间质部妊娠者。

（二）手术操作与技巧

（1）探查宫角妊娠包块与圆韧带的关系，孕囊位于圆韧带外侧者，多为输卵管间质部妊娠，否则诊断为宫角妊娠。

（2）子宫肌层注射垂体后叶素 6 U。

（3）在要切除的妊娠包块与正常宫角组织的交界处预先用双极电凝处理妊娠包块表面的血管，直至交界处宫角组织变白。

（4）对于妊娠包块所在区域，用剪刀或单极电针行子宫楔形切除术（如患者后期仍有生育愿望则尽量使用剪刀），将妊娠物完整切除，力求保留正常的宫角组织（包括宫角的肌层和大部分的浆膜层组织）。

（5）切除过程中，创面渗血较多者，以双极电凝止血。

（6）吸引器反复冲洗、彻底清理着床部位，吸除残留的绒毛或蜕膜组织。

（7）宫角创面用 1-0 或 2-0 的可吸收倒刺线连续缝合。

（8）在宫角创面的子宫壁内多点注射用生理盐水稀释后的甲氨蝶呤。

（9）标本装取物袋后经脐部切口取出，检查取出物有无绒毛。

（10）反复冲洗盆腔，以防止绒毛细胞在腹腔内种植。

（11）缝合脐部切口。

第四节 输卵管系膜囊肿剥除术

输卵管系膜囊肿是指输卵管系膜上产生的囊性包块,一般是由中肾管残留引起的,属于良性病变,基本不会恶变。位于输卵管浆膜下,多与输卵管浆膜分界清晰,包膜完整,活动度好,手术容易去除。

输卵管系膜
囊肿剥除术

（一）适应证

（1）输卵管系膜囊肿直径通常小于 3 cm,小的输卵管系膜囊肿不影响受孕,无不适感,不会导致扭转,无须单独手术处理,可在进行其他妇科手术时同时处理。

（2）大的输卵管系膜囊肿,有时与卵巢囊肿在术前不好区分,行腹腔镜检查时方能辨别,需要行手术治疗。

（二）手术操作与技巧

（1）用无损伤抓钳提起病变输卵管,暴露输卵管系膜囊肿,寻找囊肿底部与输卵管交界的部位。

（2）在系膜相对疏松的地方做一切口,切开方向与输卵管走行方向一致,切开大小依囊肿的大小决定,避免切开时造成囊肿破裂。

（3）剥除输卵管系膜囊肿时必须仔细分离囊肿与系膜表面的间隙,分离至囊肿囊壁后方能进行剥离,间隙正确剥离时出血少,一般无须电凝止血,如术中出血较多,需要电凝止血时,注意尽可能短时间电凝,并且尽可能远离输卵管肌层,避免对输卵管造成热损伤。

（4）小的输卵管系膜囊肿可钳夹后直接从脐部切口取出,大的输卵管系膜囊肿需置入取物袋中,切开囊肿放出囊液,待囊肿体积缩小后取出（图 10-5、图 10-6）。

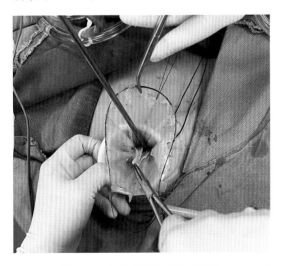

图 10-5 从脐部切口处取出囊肿

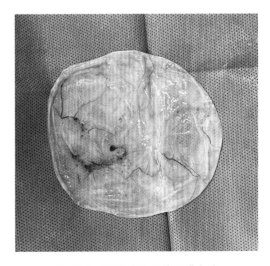

图 10-6 取出的输卵管系膜囊肿

（雷 燕）

第十一章
单孔腹腔镜手术在卵巢疾病中的应用

第一节 卵巢畸胎瘤

卵巢畸胎瘤

一、卵巢畸胎瘤概述

畸胎瘤来源于胚胎性腺的原始生殖细胞。卵巢畸胎瘤是女性最常见的生殖细胞肿瘤。卵巢畸胎瘤根据组织分化程度可分为成熟（良性）卵巢畸胎瘤和未成熟（恶性）卵巢畸胎瘤。成熟卵巢畸胎瘤可发生于任何年龄，以20～40岁居多。未成熟卵巢畸胎瘤多见于年轻患者，平均年龄11～19岁。多为单侧，双侧占10%～17%。多为中等大小，直径5～10 cm，呈圆形或卵圆形，壁光滑、质地坚韧。目前大部分学者认为，卵巢畸胎瘤直径在2 cm以上即建议行手术治疗。

二、卵巢畸胎瘤单孔腹腔镜手术适应证

（一）术前评估及适应证

所有的卵巢畸胎瘤患者在术前均需仔细评估，包括详细的病史采集和体格检查（查体）。同时还需进行超声检查，必要时进行CT和MRI等影像学检查，需采集CA125等血清学肿瘤标志物，充分评估患者病情，只有考虑为良性卵巢畸胎瘤的患者和可疑未成熟卵巢畸胎瘤患者需要切除附件时才能选择单孔腹腔镜手术，可疑未成熟卵巢畸胎瘤患者要求剥除囊肿时不建议选择单孔腹腔镜手术。另外，还应排除盆腔严重粘连的患者。所有患者在术前均应对单孔腹腔镜手术的益处和潜在风险充分知情。术前合理评估和选择合适的患者是手术成功的必要条件。

（二）手术方式

（1）单侧或双侧良性卵巢畸胎瘤剔除术。

（2）附件切除术。

三、卵巢畸胎瘤单孔腹腔镜手术操作与技巧

（一）单侧或双侧良性卵巢畸胎瘤剔除术

首先在镜下仔细探查盆腔及中上腹情况，查看有无腹腔积液及其颜色性状等。暴露双侧附件，以了解卵巢畸胎瘤颜色、位置、大小、活动度，表面有无赘生物、与周围组织有无粘连（图11-1、图11-2）。如与周围组织粘连，需先分离粘连，尽可能游离病变卵巢，以利于手术操作。

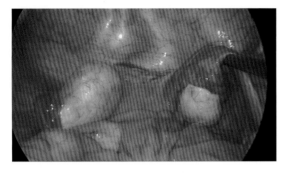
图 11-1　探查盆腔

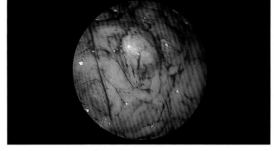
图 11-2　探查腹腔

（1）取卵巢畸胎瘤突出明显处，用剪刀剪开卵巢皮质，创面方向与卵巢纵轴平行，找到卵巢畸胎瘤壁与正常卵巢组织分界处，以分离钳分离二者间隙，并逐渐扩大创面至合适大小（图11-3至图11-5）。

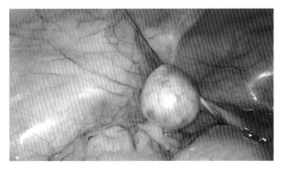
图 11-3　充分暴露患侧附件

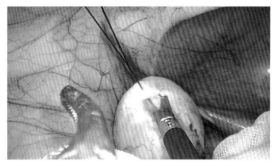
图 11-4　剪刀剪开卵巢皮质

（2）在剥离过程中，因为附件区延展性较大，固定较困难，可能会因为没有助手的帮助而加大操作难度，或是卵巢暴露困难。在上述情况下，可由腹壁引入针线，缝合卵巢皮质边缘，将卵巢悬吊于腹腔中间利于手术操作的位置，以更好地固定及暴露卵巢（图11-6）。术者的双手均可用于分离卵巢畸胎瘤与卵巢皮质，更有利于手术操作（图11-7）。建议分清楚卵巢皮质与囊壁间隙，采用撑、刮、剥、撕等手法小心剥除卵巢畸胎瘤（图11-8至图11-10）。

（3）由于视野和手术范围的局限性，单孔腹腔镜下操作比起传统三孔腹腔镜操作更为困难，因此在剥除时需要联合使用长短器械，避免双手在同一个平面相互阻挡、干扰，一手固定卵巢皮质，另一手在其上方或下方进行分离，两手尽可能造成一定的距离差，方能形成器械的夹角，有利于手术操作（图11-11、图11-12）。

（4）减少创面出血。可等待创面出血自凝，以减少不必要的电凝止血。如果创面确需止

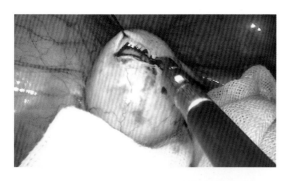

图 11-5 扩大卵巢皮质创面并沿纵轴方向延伸

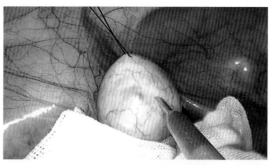

图 11-6 将卵巢悬吊于腹前壁

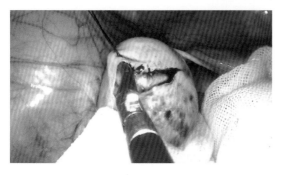

图 11-7 沿卵巢皮质与卵巢畸胎瘤壁间隙剥离

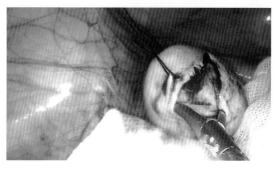

图 11-8 分离钳撑开卵巢皮质与卵巢畸胎瘤壁

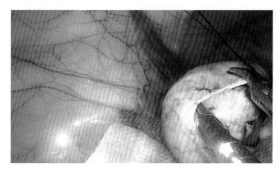

11-9 吸引器刮除法分离卵巢皮质与卵巢畸胎瘤壁

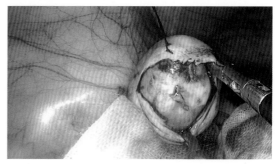

图 11-10 分离钳撕剥卵巢皮质与卵巢畸胎瘤壁

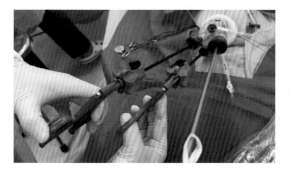

图 11-11 长短钳的距离差优势

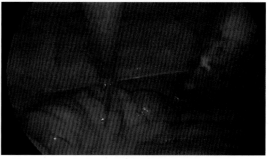

图 11-12 器械夹角

血,有两种方法,一种是电凝止血,反复电凝止血容易发生副损伤,尤其是卵巢,反复电凝对卵巢储备卵泡的数目和功能都有一定程度的影响,所以尽可能少用或不用;另一种是缝合止血,对于操作者的要求相对较高,将卵巢悬吊后缝合会更容易,或可选用自固定可吸收线(倒刺线)减少打结的困难(图 11-13、图 11-14)。

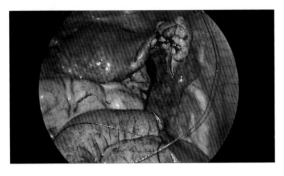

图 11-13 悬吊后缝合卵巢创面

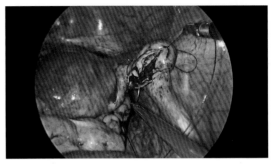

图 11-14 倒刺线缝合卵巢创面

(5)卵巢畸胎瘤有别于其他卵巢良性肿瘤的地方在于它的囊内容物。卵巢畸胎瘤的囊内容物多为油脂及毛发,一旦破裂,囊内容物流出,可能会污染腹腔,清理起来较为困难,甚至可能导致化学性腹膜炎。即使破裂,卵巢畸胎瘤体积也不可能明显缩小,取物较困难。需要注意的是,剥除过程中尽可能避免卵巢畸胎瘤破裂,必要时在卵巢畸胎瘤下方放入纱布铺垫,无论卵巢畸胎瘤完整与否,取物时均需要将卵巢畸胎瘤置于取物袋里经脐部取出(图 11-15),取物时需注意保护脐周,以免囊液外流,污染脐部伤口或腹腔,影响脐部伤口的愈合。

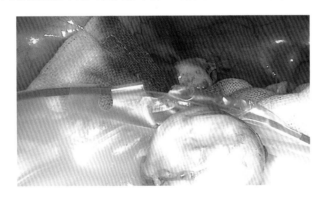

图 11-15 经单孔入路平台取出卵巢畸胎瘤

(二)附件切除术

双极电凝切断骨盆漏斗韧带、输卵管峡部、卵巢固有韧带,切除附件。切除时需注意,一定要仔细检查输尿管走行。由于附件病变常常造成解剖改变,因此术中应避免输尿管损伤。单孔腹腔镜下止血比传统三孔腹腔镜止血更为困难,一定要确保电凝确实,以免不必要的出血。附件切除后置入取物袋取出,置入腹腔镜再次检查腹腔。

(张伶俐)

第二节　卵巢子宫内膜异位囊肿

巧克力囊
肿剥除

　　卵巢子宫内膜异位囊肿又称卵巢子宫内膜异位症(endometriosis of the ovary)，在临床上十分常见，分为微小病变型和囊肿型，微小病变型的病灶常为褐色或棕色物质，难以去除；而囊肿型多称为子宫内膜异位囊肿，约占子宫内膜异位症的 40%，因囊内陈旧性积血多呈巧克力样改变，临床上常称为巧克力囊肿。

一、卵巢子宫内膜异位囊肿单孔腹腔镜手术适应证与禁忌证

(一)适应证

（1）青少年子宫内膜异位症患者单侧卵巢囊肿直径<4 cm，药物治疗 6 个月以上疼痛未缓解者。

（2）青少年子宫内膜异位症患者单侧卵巢囊肿直径≥4 cm。

（3）青少年子宫内膜异位症患者双侧卵巢囊肿，手术可能影响卵巢储备功能，且有复发的风险，应由有经验的医生进行诊治，充分告知患者手术利弊，且囊肿直径≥4 cm，药物治疗 6 个月以上症状未缓解者。

（4）育龄期子宫内膜异位症患者合并盆腔包块直径≥4 cm 或不孕或药物治疗无效者。

（5）由于手术可能对卵巢储备功能产生损害，对有生育要求的患者应术前评估卵巢储备功能，排除以下高危因素方能考虑手术：年龄大(>35 岁)；双侧卵巢子宫内膜异位囊肿；术前有月经紊乱等卵巢储备功能低下表现的患者。这类患者不宜手术，应直接行体外受精-胚胎移植(IVF-ET)。

（6）育龄期复发性卵巢子宫内膜异位囊肿伴不孕者不主张反复手术，但出现以下指征者仍需行手术：疼痛症状严重或者可疑卵巢子宫内膜异位囊肿恶变；囊肿逐渐增大，无法穿刺；穿刺无效；IVF-ET 治疗反复失败。手术本身不能明显改善术后妊娠率。

（7）围绝经期卵巢囊肿直径大于 4 cm 者。

(二)禁忌证

（1）子宫后倾固定。

（2）可能导致盆腹腔严重粘连的盆腹腔手术史。

（3）盆腔急性炎性疾病、急性宫颈炎和阴道炎症。

（4）可疑盆腔恶性肿瘤及重型子宫内膜异位症，查体可疑直肠子宫陷凹封闭。

（5）合并其他内外科疾病，不适宜手术。

（6）肥胖(BMI>30 kg/m²，相对禁忌证)。

二、手术操作及技巧

（1）与良性卵巢囊肿剥除术相同，卵巢子宫内膜异位囊肿多伴有盆腔粘连，在剥除囊肿前，应尽量分离盆腔各处的粘连，恢复盆腔各脏器正常解剖位置，以利于之后止血和缝合时对周围脏器的辨识，以免造成手术损伤。如果囊肿较大，粘连较重，遮挡视野，分离粘连困难，可

先在囊肿表面电凝并剪破，做一小切口，然后用吸引器插入囊肿内，吸出囊内容物，边吸引边冲洗囊壁（图 11-16）。在此过程中为防囊液污染区域扩大，可将患者体位改为臀低头高位。

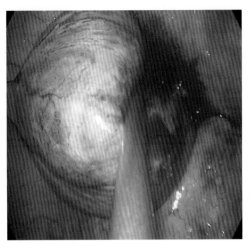

图 11-16 吸引器吸出巧克力囊肿囊内容物

（2）吸净囊液后，用抓钳抓住囊壁并钝性分离。如果边界不太清楚，可进一步采用撕开扩大囊肿破裂口的方式找到最容易分辨层次的地方开始分离（图 11-17）。

（3）可反地毯式分离囊壁，并可用分离钳插入边界清楚处扩张，逐渐扩大分离面积（图 11-18）。

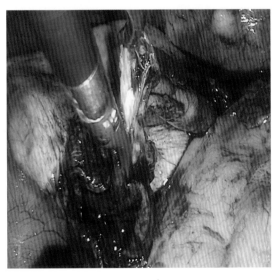 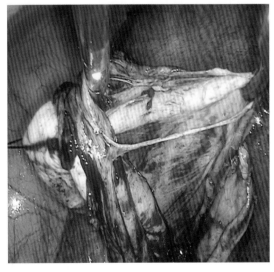

图 11-17 钝性分离囊壁　　　　　　图 11-18 反地毯式分离囊壁

（4）剥除囊肿过程中可用 2-0 或者 1-0 可吸收线从腹壁穿入吊起卵巢后，从腹壁穿出（图 11-19），将卵巢提起至适当高度后，在腹壁外用血管钳或持针器暂时固定（图 11-20），以利于固定和暴露卵巢。

（5）剥除过程中可边剥除边电凝活动性出血点止血（图 11-21），若出血不明显或不多，可待囊肿剥除后缝合止血，因电凝对卵巢组织有不可避免的损伤，因此要尽量避免电凝，而尽量行缝合止血，一方面可避免电凝对卵巢组织的损伤，另一方面可用卵巢成形来避免创面过多暴露而与盆腔邻近脏器粘连（图 11-22）。

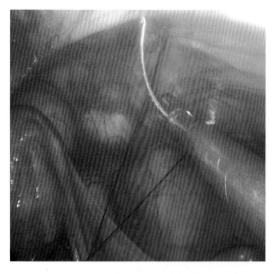

图 11-19　可吸收线悬吊患侧卵巢于腹壁

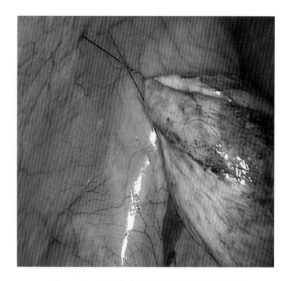

图 11-20　可吸收线悬吊固定患侧卵巢
　　　　　以利于暴露创面

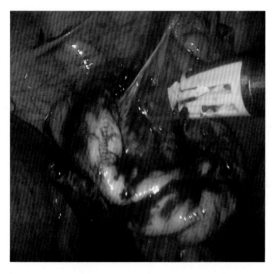

图 11-21　电凝活动性出血点

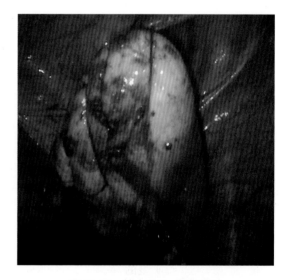

图 11-22　缝合止血、卵巢成形

三、术中注意事项

(1) 卵巢子宫内膜异位囊肿多伴有盆腔粘连,要全面观察和辨识全部的粘连区域以及各类型子宫内膜异位症的病灶,并根据美国生殖医学会(ASRM)修订的子宫内膜异位症分期法进行分期,有生育要求的患者行子宫内膜异位症生育指数(EFI)评分,以利于后期的治疗和长期管理。

(2) 在剥除卵巢子宫内膜异位囊肿之前应尽量分离盆腔粘连,以利于后期盆腔脏器的识别,以免在后面的手术操作中造成脏器的损伤,如果在分离过程中发生囊肿破裂,应暂停操作,尽可能吸净囊液,以免污染盆腔及造成术后子宫内膜异位症病灶的转移、扩散。

(3) 由于卵巢的活动度较大,使用缝线将卵巢悬吊于腹壁,可更好地固定和暴露卵巢,更利于操作和缝合。

（4）悬吊的位置可根据术者的视野要求来选择，但要注意尽量避开输卵管和输卵管系膜，以免牵扯损伤输卵管或者引起出血。并且可以根据剥除和缝合要求改变悬吊的部位。

（5）分离过程中要精确地找出囊肿和卵巢皮质的分界，在分界不清时，可通过拉扯的方式扩大囊肿创面，在卵巢皮质相对较厚和分界较为清楚处开始剥离，剥离过程中既要保证完全剥除囊肿，也要尽量保留足够多的卵巢正常皮质，创面出血不多时尽量缝合止血而少用电凝止血，以尽量保护卵巢功能。

四、术后处理

根据患者年龄、生育要求、子宫内膜异位症分期、EFI 评分、男方精液的检查情况、既往治疗过程、卵巢储备功能及子宫情况等充分评估，制订个体化的方案。

（郑　嵘）

第三节　巨大卵巢囊肿

卵巢是全身各脏器原发肿瘤类型最多的器官，卵巢肿瘤发病率为 1.4%，其中良性、恶性肿瘤比例约为 7∶3。随年龄不同，卵巢肿瘤各种类型的发病率也存在差异。目前卵巢良性肿瘤尚无确切定义，实质上是指肿瘤生物学行为呈非恶性及交界性的所有卵巢病变的统称。卵巢良性肿瘤可分为非赘生性和赘生性两大类，前者包括卵泡囊肿、黄素囊肿、黄体囊肿等，后者即指来源于卵巢的良性肿瘤，包括卵巢上皮性肿瘤、卵巢生殖细胞肿瘤、卵巢性索间质肿瘤和卵巢非特异性间质肿瘤等，常见的有巧克力囊肿、成熟卵巢畸胎瘤、单纯性卵巢囊肿、炎性肿块等。

附件切除术

巨大卵巢
囊肿剥除术

根据患者个体差异，巨大卵巢囊肿的手术方式可分为巨大卵巢囊肿剥除术和患侧附件切除术两种。卵巢囊肿剥除术是将卵巢中的囊肿剥除，保留正常卵巢组织的手术。卵巢囊肿生长在卵巢组织中，将卵巢组织扩张，在囊肿与卵巢之间能找到明显的分界，可以将囊肿分离出来，保留卵巢组织。本节对单孔腹腔镜巨大卵巢囊肿手术技巧进行解析。

一、巨大卵巢囊肿剥除术

（一）适应证

（1）卵巢良性赘生性囊肿均可行剥除术。

（2）卵巢黏液性囊腺瘤一般建议行附件切除术。实性肿瘤一般不行剥除术。

（3）上皮性交界性肿瘤或疑为恶性肿瘤的肿物不宜行剥除术。

（二）禁忌证

绝对禁忌证：

（1）严重盆腹腔广泛粘连者。

（2）合并严重内外科疾病，不能耐受麻醉或腹腔镜手术者。

相对禁忌证：

（1）肿瘤实性或以实性为主不能排除恶性者。

（2）肿瘤直径＞15 cm，囊性。

（三）手术操作与技巧

（1）脐部置入单孔入路平台，置镜探查盆腹腔，初步明确卵巢囊肿部位、大小、性质，周围粘连等情况（图11-23、图11-24）。

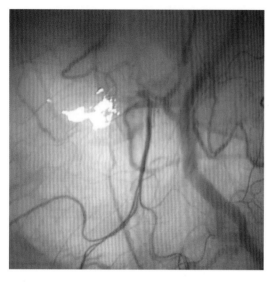
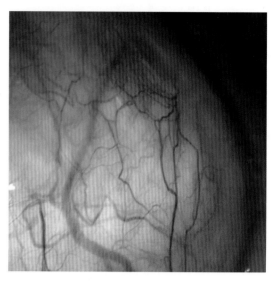

图 11-23　探查巨大卵巢囊肿 1　　　　　图 11-24　探查巨大卵巢囊肿 2

（2）于脐部切口直视下暴露囊肿的一部分，于囊肿表面卵巢皮质处做一小荷包，开一小孔，吸出囊液，为巧克力样液体，吸净囊液后，直视下剥离囊壁，待大囊肿囊壁剥离完后放入盆腔，建立气腹，在腹腔镜下操作（图11-25至图11-27）。

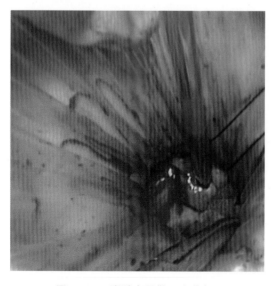
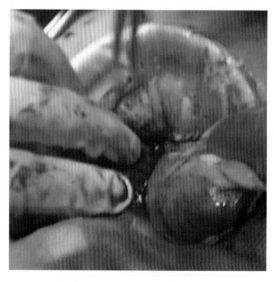

图 11-25　囊肿表面做一小荷包，　　　　　图 11-26　直视下剥离囊壁
　　　　　　小切口吸净囊液

　　(3) 再次仔细检查盆腔,发现左侧卵巢仍有巧克力囊肿,呈多房多个囊腔,右侧卵巢见一黄素囊肿。充分分离盆腹腔粘连,恢复正常解剖位置(图 11-28)。

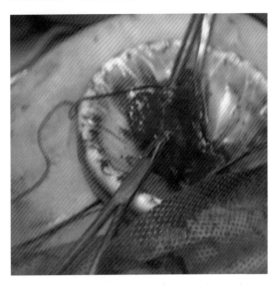

图 11-27　大囊肿剥离后放入盆腔转镜下手术

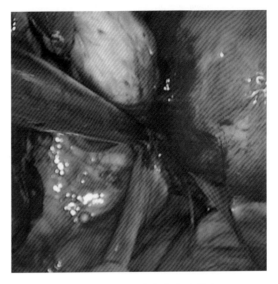

图 11-28　充分分离盆腹腔粘连

　　(4) 镜下钝性剥离左侧囊肿囊壁并取出(图 11-29)。

　　(5) 缝合左侧卵巢创面,止血,并修整卵巢成形(图 11-30、图 11-31)。

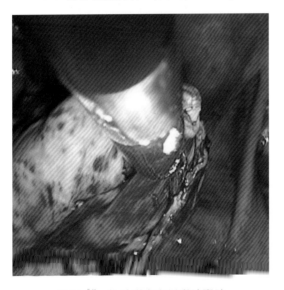

图 11-29　钝性剥离左侧囊肿囊壁

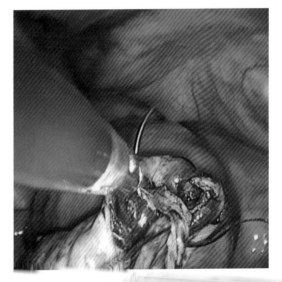

图 11-30

　　(6) 提起右侧卵巢,暴露囊肿,打开囊肿表面卵巢皮质,依　　卵巢间隙完整剥除囊壁,取出标本离台下,缝合右侧卵巢创面并修整成形(图 11-3　 11-34)。

　　(7) 冲洗盆腹腔,检查　无活动性出血。

　　(8) 脐部缝合整形,术毕。

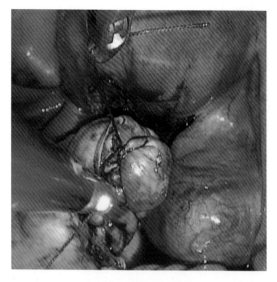

图 11-31 卵巢缝合成形 2

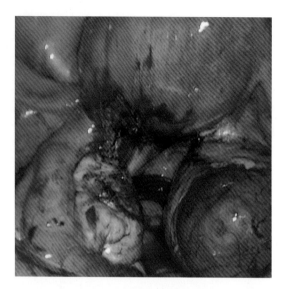

图 11-32 剥离右侧卵巢囊肿

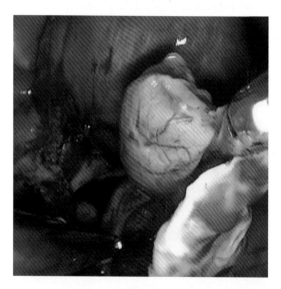

图 11-33 取出右侧卵巢囊肿

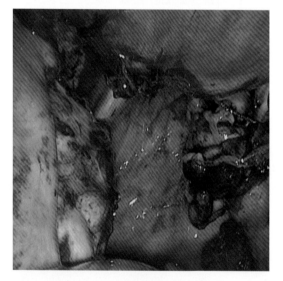

图 11-34 右侧卵巢缝合成形

二、患侧附件切除术

下面将对单孔腹腔镜下患侧附件切除术的技巧进行讲解。

(一)适应证

(1)卵巢的良性、恶性肿瘤或交界性病变切除一侧或双侧附件者。

(2)附件炎性包块或附件脓肿形成,保守治疗无效者。

(3)发生急腹症,如卵巢囊肿蒂扭转或卵巢囊肿破裂,不能保留患侧卵巢者。

(4)因全身疾病,如乳腺、结肠恶性肿瘤等需行去势了术者。

(5)卵巢或未综合性者。

（二）手术操作与技巧

（1）必要时可台下举宫以协助盆腔术野暴露。

（2）术前探查盆腹腔，留取冲洗液进行细胞学检查（图11-35）。

（3）分离盆腹腔粘连，恢复正常解剖位置，辨识输尿管走行，避开输尿管，充分暴露患侧附件（图11-36）。

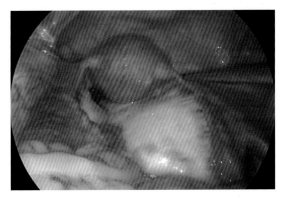 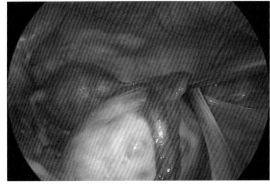

图 11-35 留取冲洗液进行细胞学检查　　　　　图 11-36 充分暴露患侧附件

（4）暴露患侧卵巢悬韧带（骨盆漏斗韧带），于患侧骨盆漏斗韧带近卵巢处电凝并用剪刀剪断（图11-37）。

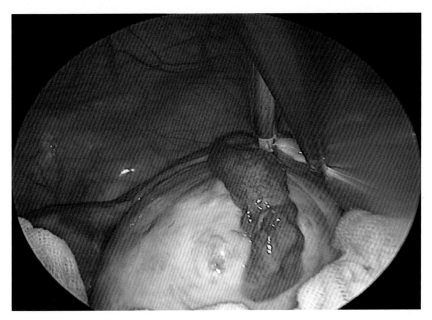

图 11-37 剪断骨盆漏斗韧带

（5）切除患侧附件时，若输卵管系膜和卵巢系膜根蒂部组织比较多或暴露术野欠佳时可先行输卵管切除术，再行卵巢切除术；若附件系膜根蒂部组织比较薄且不多，可一并切除输卵管和卵巢系膜直至宫角部（图11-38至图11-41）。

（6）置入取物袋，将附件标本装入取物袋内，经脐取出（图11-42、图11-43）。

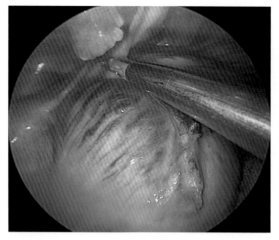

图 11-38 切除输卵管

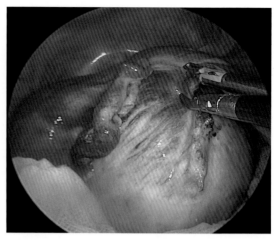

图 11-39 切除卵巢系膜

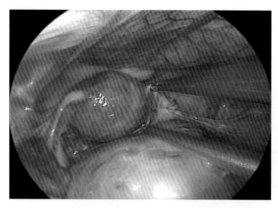

图 11-40 切除卵巢固有韧带

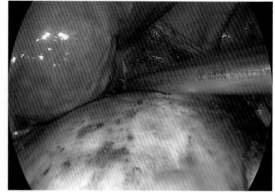

图 11-41 完整切除患侧附件

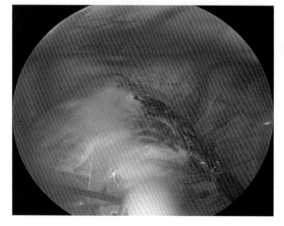

图 11-42 附件标本装入取物袋内

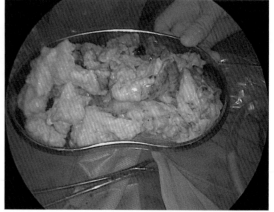

图 11-43 经脐取出附件标本送冰冻检查

（7）再次检查手术创面，无异常，标本于术中送冰冻检查提示良性。创面放置防粘连膜（图 11-44、图 11-45）。

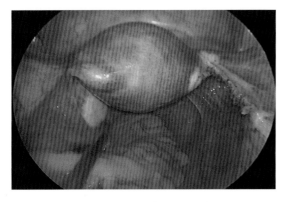
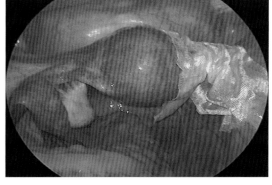

图 11-44 检查创面无异常　　　　图 11-45 创面放置防粘连膜

（8）脐部缝合整形，2-0 合成线间断缝合腹膜及筋膜。脂肪层厚者，在两侧宫角各缝合皮下脂肪层 1 针；脂肪层薄者，可以免除该层缝合，直接缝合皮肤层，皮肤层用 4-0 合成线连续皮下缝合，皮肤正中垂直缝至筋膜层，使肚脐成形，术毕（图 11-46）。

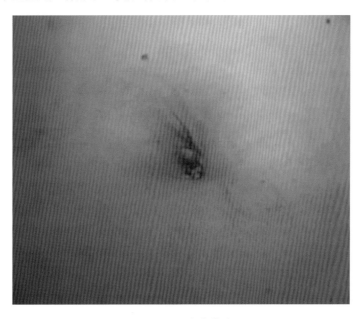

图 11-46 肚脐成形

三、巨大卵巢囊肿单孔腹腔镜手术的技巧体会

巨大卵巢囊肿单孔腹腔镜手术的技巧体会要点如下。

（一）切口的部位

囊肿剥除时，切口选择远离输卵管、卵巢系膜和卵巢门的部位，避开血管丰富区域，以免造成出血及影响组织的血运。应选择在沿卵巢轴方向卵巢系膜对侧血管稀少区做手术切口。

（二）切口的长度

囊肿剥除时，切口的长度等于或略短于囊肿的长度，有利于囊肿剥除和创面止血。

（三）切口的深度

囊肿剥除时，切开卵巢皮质，深达卵巢壁与囊壁的间隙，应保证囊肿完整剥除。

（四）囊肿是否抽吸

对于良性病变，囊肿较大或剥离困难者，可先穿刺抽吸囊液，待囊肿缩小后再行剥离。对于巨大的达脐水平以上的囊肿，可利用腹腔镜先抽吸囊液，待囊肿缩小后再行囊肿切除术，但抽吸前须保护穿刺周围组织，以防被囊液污染，放液速度应缓慢，以免腹内压骤降而发生休克。巧克力囊肿剥除时多采用先穿刺抽吸囊液再剥离囊壁的方法，避免囊肿破裂而造成囊液外流和盆腹腔污染。

（五）囊肿剥除后卵巢创面缝合成形

单孔腹腔镜下缝合是难点。多数报道指出卵巢创面采用倒刺线缝合，我院采用常规合成线缝合并无困难。单孔腹腔镜手术以左右交叉、上下操作为原则，打结可以利用针的弯曲制造操作三角，或利用腹壁吊线来绕线，或者利用线的柔软性先绕圈再将线头塞过去完成打结。单孔腹腔镜手术操作习惯后，手术就变得比较容易。

（李红英）

第四节　妊娠合并卵巢囊肿

约有 5.3% 的女性在妊娠早期行超声检查时发现直径超过 3 cm 的卵巢囊肿，这些囊肿中仅 1% ～2% 为病理性，巨大卵巢囊肿的占比为 1%，极少为恶性肿瘤。女性在妊娠期间雌、孕激素分泌较多，易刺激卵巢囊肿快速增长；且随着孕周增加，子宫体积增大，附件位置改变，发生卵巢囊肿蒂扭转、卵巢囊肿破裂、感染等并发症的风险明显升高，尤其当卵巢囊肿直径大于 6 cm 时，并发症的风险会增加。增长过大的卵巢囊肿有可能对妊娠子宫产生挤压而导致流产、早产等不良结局；或生产过程中因体积巨大的囊肿阻塞产道而引起梗阻性难产、子宫破裂等。

妊娠期手术存在着多种风险，特别是麻醉药物会对胎儿发育产生影响，因此在妊娠 3 个月内发现的卵巢囊肿，多采取期待治疗，通过定期行妇科超声检查以了解卵巢囊肿的变化，一旦发现恶性倾向应立即手术；如果卵巢囊肿增长过快或发生卵巢囊肿破裂、蒂扭转等急腹症应综合考虑后选择适当时机进行手术干预。郭英等在《妊娠期妇科肿瘤：基于第三次国际共识会议的指南》中指出，卵巢肿瘤患者在妊娠期行手术治疗是安全的，虽然在妊娠期可以进行手术，但最好选择妊娠中期，因为此时子宫的大小及位置均合适、胎盘功能稳定，子宫对各种刺激的反应小，相对安全。

妊娠合并卵巢囊肿的手术方式主要包括开腹手术和微创手术。传统的开腹手术疗效是确切的，但术后易出现并发症，腹部留有明显的瘢痕，增加了剖宫产率。2017 年美国胃肠内镜外科医师协会更新的《妊娠期腹腔镜使用指南》指出，在手术指征明确时，妊娠患者在妊娠期接受腹腔镜手术，并不会对母体和胎儿产生明显的伤害。

李光仪主编的《实用妇科腹腔镜手术学》中指出,妊娠合并卵巢囊肿腹腔镜手术的适应证如下:孕周≥16周,卵巢囊肿持续存在;孕周<16周,超声检查提示卵巢畸胎瘤或直径≥10 cm的卵巢囊肿;孕妇有急腹症症状;连续超声检查发现卵巢囊肿增大。禁忌证:孕周>24周,腹腔镜手术掌握不熟练,严重盆腔粘连,可疑或者证实卵巢恶性肿瘤,妊娠合并内科疾病,不能耐受腹腔镜手术。

和多孔腹腔镜手术相比较,经脐单孔腹腔镜手术(TU-LESS)仅有1个腹壁切口,减少了套管针的使用数量,从而减少对孕妇腹壁神经的刺激,减少了腹壁损伤,还具有创伤更小、切口更美观、切除囊肿更高效、治疗费用更少的优势。而且与多孔腹腔镜手术中使用的多个0.5 cm或1.2 cm的切口不同,经TU-LESS较大的脐部切口能更有效地切除和取出卵巢囊肿。Chong等研究发现,经脐部切口取标本,可减少取物袋撕裂和渗漏的风险,甚至对于妊娠期巨大的卵巢囊肿,TU-LESS也可将囊肿提至体外进行操作,手术更方便快速、无瘤、外溢率低,可明显降低手术过程中医源性恶性细胞外溢的风险,对于患者具有更好的保护性。

在2013年Dursun等学者率先报道了2例成功施行了TU-LESS的妊娠合并附件肿瘤的患者,1例为妊娠12周合并直径18 cm的左侧卵巢囊肿,另1例为双胎妊娠25周合并左侧附件囊肿蒂扭转,手术均顺利完成,术后两例患者均顺利妊娠至足月分娩。Lee的回顾性研究纳入了14例接受TU-LESS的妊娠合并较大卵巢囊肿的患者,患者的卵巢囊肿直径均大于6 cm,手术全程在单孔腹腔镜下完成,术后2例患者流产、1例患者早产,除此之外其余患者均妊娠至足月并顺利分娩。2014年任月芳等学者采用免气腹腹腔镜手术成功治疗了23例妊娠合并较大卵巢囊肿患者并进行了报道,所有病例均顺利完成手术,术后均顺利妊娠至足月分娩,无流产、早产等不良母儿并发症出现。

因此我们可以看出,与多孔腹腔镜手术相比,TU-LESS在治疗妊娠合并卵巢囊肿时具有如下优势:①单一的腹部小切口,术后伤口疼痛明显减轻、不良反应减少;②单一腹部切口降低了盆腔粘连、腹部切口愈合不良及切口疝发生率,同时还降低了剖宫产率;③脐部切口及瘢痕可隐藏,更美观,提高了患者的满意度。

综上所述,TU-LESS治疗妊娠合并卵巢囊肿是有效且安全可行的,具有广大的应用前景。

(陶晓玲)

第五节　卵巢囊肿蒂扭转

卵巢囊肿蒂扭转是常见的妇科急腹症,约10%的卵巢囊肿可发生蒂扭转。好发于瘤蒂较长、中等大、活动度好的卵巢肿瘤。卵巢囊肿扭转的蒂由骨盆漏斗韧带、卵巢固有韧带和输卵管组成。

卵巢囊肿蒂
扭转单孔腹
腔镜手术

一、卵巢囊肿蒂扭转单孔腹腔镜手术适应证

卵巢囊肿发生急性蒂扭转后,因血流受阻,易发生坏死破裂和继发感染。治疗原则是一经确诊,应尽快进行手术治疗。

术中观察卵巢囊肿的缺血情况,若患侧卵巢明显发生坏死,呈紫蓝色或黑褐色外观,应行患侧附件切除术(图 11-47)。若卵巢囊肿发生蒂扭转时间较短,未坏死(图 11-48),且患者较年轻,有保留患侧卵巢的适应证,可恢复扭转后行患侧卵巢囊肿剥除术。但恢复扭转有引起血栓脱落造成重要器官栓塞的风险,若选择切除患侧附件则不应复位,而应切除患侧附件和扭转的瘤蒂。

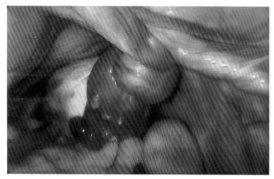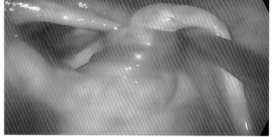

图 11-47　卵巢囊肿蒂扭转合并坏死　　　　　图 11-48　卵巢囊肿蒂扭转(未坏死)

二、卵巢囊肿蒂扭转单孔腹腔镜手术禁忌证

1. 绝对禁忌证

(1) 有严重内外科疾病,不能耐受麻醉或腹腔镜手术者。

(2) 盆腹腔粘连,不能顺利放置腹腔镜者。

2. 相对禁忌证

(1) 肿块直径>5 cm,实性或以实性为主未排除恶性者。

(2) 肿块直径>15 cm,完全囊性者。

三、手术步骤

　　(1) 探查卵巢囊肿扭转的蒂部构成及与周围组织的关系,了解扭转组织是否已发生缺血坏死,是否需要完整切除蒂部及坏死组织。

　　(2) 辨识扭转的组织中是否有肠管、肠系膜等邻近脏器,辨识患侧输尿管走行,以免在切除过程中造成损伤(图 11-49)。

　　(3) 若扭转组织为紫蓝色甚至黑褐色,明显坏死,应不恢复扭转,在辨识清楚各个脏器后,用分离钳先在扭转蒂部靠子宫一侧钳夹提起,暴露骨盆漏斗韧带,先用双极电凝处理,再用单极电针或剪刀完整切除蒂部(由骨盆漏斗韧带、卵巢固有韧带和同侧输卵管组成)和扭转坏死的组织。

　　(4) 若扭转的圈数不多,扭转的时间较短,患侧的组织颜色呈粉红色,无明显坏死迹象,且患者年轻,有保留患侧卵巢的适应证,可行患侧卵巢囊肿剥除术。先恢复扭转,再行患侧卵巢囊肿剥除术,恢复患侧附件的正常解剖位置后,钳夹提起卵巢固有韧带或骨盆漏斗韧带并固定卵巢,于卵巢囊肿表面皮质较厚处用剪刀剪开约 0.5 cm 的一切口至囊肿与皮质交界处,提起切口处的卵巢皮质,分离钳伸进切口处,钳尖朝向卵巢皮质进行扩张,分离囊肿表面的皮质,用剪刀剪开已分开的皮质,逐步扩大切口至囊肿暴露,完整剥除囊肿(图 11-50)。

（5）检查剥离面，若有活动性出血，需电凝止血。

（6）若无活动性出血，用 3-0 可吸收线连续缝合患侧卵巢皮质成形。

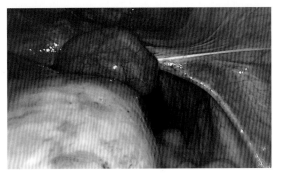 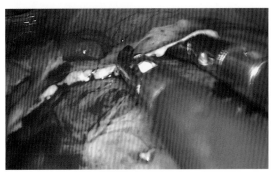

图 11-49　辨识蒂部周围脏器　　　　　图 11-50　扩大皮质与囊肿的间隙

四、手术操作及技巧

（1）若卵巢囊肿恢复扭转后活动度较大，不利于操作，可由腹壁穿入一根 2-0 可吸收线缝合卵巢皮质较厚处一针，然后经腹壁穿出，将卵巢提起，在腹壁外用血管钳固定，以利于术中操作。

（2）在选取卵巢皮质剪开处时尽量避开卵巢门，距卵巢门 2 cm 以上，逐步扩大切口至囊肿周径的 1/3～1/2。在检查囊肿剥离面时，可以边冲水边对活动性出血点电凝止血，切记长时间盲目电凝（图 11-51）。

（3）对卵巢皮质可用可吸收线连续缝合止血，同时使卵巢成形。一方面可减少电凝止血对卵巢皮质功能的损伤，另一方面可使创面包裹于皮质内，使卵巢皮质表面为光滑面，减少术后手术创面暴露引起的粘连。注意沿输卵管走行缝合卵巢成形，应避开输卵管系膜血管，以免牵扯引起输卵管折叠或扭曲，减少输卵管的损伤（图 11-52）。

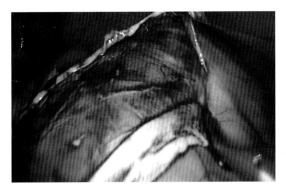 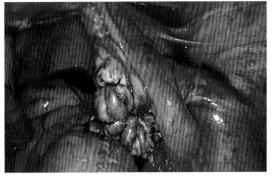

图 11-51　扩大切口至囊肿周径的 1/2　　　图 11-52　顺输卵管走行缝合卵巢成形

（4）将取物袋或自制手套袋或标本袋自脐孔放入腹腔内，并将切除组织完整装入取物袋，从脐孔切口拉出取物袋边缘，在取物袋中切开囊肿，吸出内容物，缩减囊肿体积，从脐孔切口取出囊肿，全程切忌将取物袋穿破，勿使囊肿破入腹腔（图11-53、图11-54）。

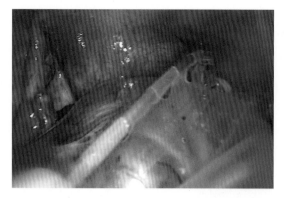

图 11-53 将剥除的囊肿装入取物袋中

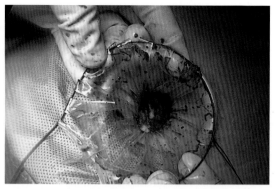

图 11-54 将取物袋拉出脐孔

（郑　嵘）

第十二章
单孔腹腔镜手术在
子宫疾病中的应用

第一节　子宫肌瘤分型

一、概述

子宫肌瘤是子宫平滑肌组织增生而形成的良性肿瘤,是女性最常见的良性肿瘤。子宫肌瘤的发病率难以准确统计,估计育龄期的患病率可达 25%,确切病因尚未明了。高危因素为年龄＞40 岁、初潮年龄小、未生育、晚育、肥胖、多囊卵巢综合征、激素补充治疗、黑色人种及子宫肌瘤家族史等,这些因素均与子宫肌瘤的发病风险增加密切相关。子宫肌瘤的发病机制可能与遗传易感性、性激素水平和干细胞功能失调有关。

二、分型

子宫肌瘤的大小、数目及生长的部位不一致,使子宫大小及形态各异。按生长部位,分为宫体肌瘤和宫颈肌瘤,前者约占 90%,后者仅占 10%。根据肌瘤与子宫壁的关系,分为 4 种:肌壁间肌瘤、黏膜下肌瘤、浆膜下肌瘤及阔韧带肌瘤。子宫肌瘤的分型可采用国际妇产科联盟(FIGO)子宫肌瘤 9 型分类方法(图 12-1)。0 型:有蒂黏膜下肌瘤;Ⅰ型:无蒂黏膜下肌瘤,向肌层扩展≤50%;Ⅱ型:无蒂黏膜下肌瘤,向肌层扩展＞50%;Ⅲ型:肌壁间肌瘤,位置靠近宫腔,瘤体外缘距子宫浆膜层≥5 mm;Ⅳ型:肌壁间肌瘤,位置靠近子宫浆膜层,瘤体外缘距子宫浆膜层＜5 mm;Ⅴ型:肌瘤贯穿全部子宫肌层;Ⅵ型:肌瘤突向浆膜;Ⅶ型:肌瘤完全位于浆膜下(有蒂);Ⅷ型:其他特殊类型或部位的肌瘤(宫颈、宫角、阔韧带肌瘤)。可无明显症状。患者症状与肌瘤的部位、生长速度及肌瘤变性有密切关系。月经改变常见于 0～Ⅲ型,表现为月经增多、经期延长、淋漓出血及月经周期缩短,可发生继发性贫血。也可出现阴道分泌物增多或阴道排液。肌瘤较大时

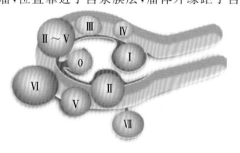

图 12-1　子宫肌瘤的分型(FIGO)

可扪及腹部包块,清晨膀胱充盈时更明显。肌瘤较大时也可压迫膀胱、直肠或输尿管等出现相应的压迫症状。黏膜下肌瘤可引起痛经,浆膜下肌瘤蒂扭转时可出现急腹症,肌瘤红色变性时可出现腹痛伴发热。肌瘤可影响宫腔形态、阻塞输卵管开口或压迫输卵管使之扭曲变形等,均可能导致不孕。

MRI 检查具有软组织分辨率高、三维成像等优点,能清楚显示肌瘤的数量、大小、位置及与宫腔的关系,特别是对于多发及较小的子宫肌瘤。子宫肌瘤的 MRI 信号特征是 T1 加权成像(WI)信号强度与正常肌层相似,在 T2WI 为很低的信号;伴坏死、液化或玻璃样变性时,可表现为 T2WI 高信号;伴出血时,T1WI、T2WI 均表现为不均匀高信号,对于血管内平滑肌瘤、富于细胞平滑肌瘤等特殊类型子宫肌瘤与子宫肉瘤的鉴别诊断具有一定的意义。利用 MRI 能更加准确地对子宫肌瘤进行分型。

(刘玉兰)

第二节　子宫肌瘤剔除术

子宫肌瘤
剔除术

腹腔镜子宫肌瘤剔除术疗效确切,不能保留生育功能,维持盆底的完整性,是治疗子宫肌瘤的经典手术之一。随着人们对微创的进一步追求,经脐单孔腹腔镜手术(TU-LESS)在外科领域迅速发展起来。经脐单孔腹腔镜手术充分利用了脐部这一先天皱褶建立腔镜操作通道,极大程度地提高了腹壁美容效果,减少了手术创伤,给女性患者带来了更美观的外表,增加了满意度,但手术操作难度及风险也逐渐增大。进行经脐单孔腹腔镜手术时,将剔除的肌瘤置入取物袋后,以"滚刀法"将其自脐部切口缩减后完整取出,避免了使用肌瘤粉碎器的相关并发症以及病变播散的潜在风险,更为安全而且快捷。

单孔腹腔镜子宫肌瘤剔除术与传统腹腔镜手术相同,缺乏手的触感,操作空间较传统腹腔镜手术更加受限,并且单孔腹腔镜下缝合打结是难点,故适应证的选择较传统腹腔镜手术更加严格,对术者的要求也更高。主要依据肌瘤大小、部位、数目及术者技术能力以及经验进行选择,术前查体及 MRI 检查评估肌瘤大小、数量及位置尤为重要。

一、适应证与禁忌证

(一)适应证

(1)子宫肌瘤合并月经过多或异常出血甚至贫血者;或压迫泌尿系统、消化系统、神经系统等出现相关症状,经药物治疗无效者。

(2)子宫肌瘤合并不孕者。

(3)子宫肌瘤患者准备妊娠时,若肌瘤直径≥4 cm 建议剔除。

(二)禁忌证

1. 绝对禁忌证

(1)全身状况差,不能耐受麻醉及手术者。

(2)处于严重内科疾病(如心、肝、肾功能衰竭)的急性期;有严重的凝血功能障碍及血液病。

（3）合并严重盆腹腔粘连者。

（4）脐疝或曾接受修补者，膈疝患者。

（5）子宫肌瘤生长迅速，影像学检查提示有恶性倾向者。

2. 相对禁忌证

（1）合并贫血，血红蛋白<90 g/L。

（2）子宫肌瘤直径>5 cm。

（3）子宫肌瘤数目>3 个。

二、术前评估和准备

（1）充分的术前准备及评估。可通过询问妇科病史、超声检查及相关的实验室检查初步判定症状的轻重，是否存在贫血，子宫大小和肌瘤数目、大小、分型、定位、血流情况，了解手术的难度及风险。为获得更为精准的评估，可以行 MRI 检查，进一步了解肌瘤数目、位置、有无恶变以及与周围器官的关系。

（2）术前的常规检查包括血、尿常规，凝血时间，肝肾功能，血型以及血清电解质等检查。

（3）阴道准备（已婚或有性生活者）：检查阴道分泌物，排除阴道炎症，必要时用药。术前阴道消毒 2～3 天。

（4）脐部准备：提前 12 h 消毒清洗脐部，清除积垢。

（5）肠道准备：提前 12 h 禁食，8 h 禁水。

（6）配血备用，必要时准备自体血回输。

（7）宫颈肌瘤或阔韧带肌瘤压迫输尿管出现肾积水者，术前可放置双J管。

（8）手术时机：手术宜在月经周期的前半期实施。

（9）应让患者及家属充分知情同意手术的风险、手术损伤及术后复发的可能性。应详细交代对生育结局的可能影响、妊娠时子宫破裂的风险、盆腔粘连及脐疝等的风险。

三、手术操作与技巧

（一）手术步骤

（1）放置 2～2.5 cm 单孔入路平台。

（2）置入 30°超长单孔腹腔镜镜头：观察盆腹腔情况，包括子宫及双侧附件和上腹腔，进而确定肌瘤部位及数量。

（3）肌瘤浆膜下注射稀释缩宫素或垂体后叶素生理盐水。

（4）根据肌瘤部位和大小选择切口：切口方向尽量与肌瘤长径平行，单极电钩纵向或横向切开肌瘤表面浆膜或浆肌层（包膜）深达瘤核，也可采用梭形切口。

（5）剥除肌瘤：大抓钳或肌瘤钻钳夹牵拉肌瘤，逐步钝性和锐性分离肌瘤与假包膜层次，保持足够的牵拉肌瘤的张力，使子宫肌层收缩和假包膜退缩，瘤核和子宫暴露，达肌瘤底部时，将肌瘤朝同一方向旋转数周，使肌瘤底部血管关闭，以减少出血。应注意减少创面电凝止血，减少子宫浆肌层电损伤，以利于子宫创面愈合（图 12-2）。

（6）将已剔除的肌瘤置于直肠子宫陷凹或右髂窝。

（7）缝合可采用普通可吸收线或倒刺线，一端自腹壁刺入腹腔，另一端留于腹壁外并用止血钳钳夹，在腹腔内用缝线缝合子宫创面，体外调节线尾长度，起到悬吊固定子宫、拉紧缝线的

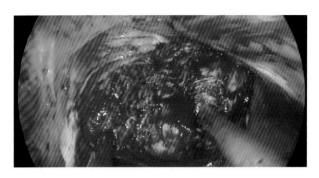

图 12-2 剔除肌瘤

作用。亦可用持针钳夹持缝线从单孔入路平台上直径为 10 mm 的操作孔将缝线引入腹腔(图 12-3)。

(8)将创面连续或连续内翻缝合,如遇瘤腔较深者可分两层缝合关闭瘤腔,缝合时注意关闭无效腔,与子宫浆膜面充分对合,尽量做到"浆膜化"(图 12-4)。

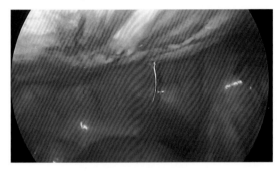

图 12-3 腹壁吊线

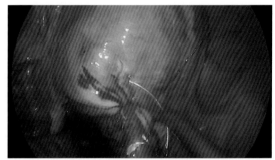

图 12-4 连续分层缝合关闭瘤腔

(9)将肌瘤置入取物袋内拖至脐部切口处,以"滚刀法"将瘤体变成长肉条自脐部切口取出(图 12-5、图 12-6)。

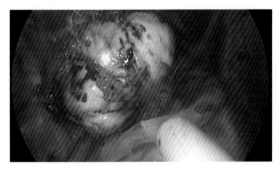

图 12-5 瘤核置入取物袋

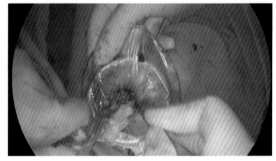

图 12-6 以"滚刀法"缩瘤自脐部切口取出

(10)冲洗,检查创面及盆腹腔,缝合脐部切口。

(二)手术相关技巧

由于单孔腹腔镜操作空间受限,术者和助手的手在体外"打架",腹腔内器械之间成角受限,产生"同轴效应",因此单孔腹腔镜下缝合、打结是手术难点。

(1)选择单孔入路平台,尤其是软性材料平台,可增加器械操作的灵活性和操作空间。

（2）采用超长镜头，可以使镜头远离器械及操作部位，减少镜头与其他器械"打架"的机会。30°镜头视野更广，优于0°镜头。

（3）由于单孔腹腔镜手术为线性视野，术野不易暴露清楚，对于有性生活者，可以使用举宫器；对于无性生活者，利用普通薇乔线经腹壁穿刺辅助牵拉、悬吊固定子宫，更利于手术创面的暴露，这是手术成功的基本保证。

（4）特殊"关节式"器械或加长单孔腹腔镜器械与传统腹腔镜器械联合使用（长短结合），可增加操作的便利性和有效性。

（5）肌瘤剥除前，肌瘤表面浆膜下注射稀释催产素或垂体后叶素生理盐水可更好地分离肌瘤假包膜与肌瘤间层次，以减少术中出血。

（6）我院一直使用普通可吸收线缝合，注意尽量选择大针，更利于出针，腹壁吊线除有利于暴露术野外，还能辅助拉紧缝线。

（7）单孔腹腔镜手术以上下操作、左右交叉操作为原则，一定要摒弃多孔腹腔镜手术操作思路，形成单孔腹腔镜手术操作习惯后，手术就变得比较容易了。

（8）单孔腹腔镜手术由于失去操作三角，打结是难点，可以利用针的弯曲制造操作三角，或利用腹壁吊线来绕线，或者利用线的柔软性先绕圈再将线头塞过去完成打结。

（9）单孔腹腔镜手术的学习曲线特殊，需要术者熟练掌握多孔腹腔镜手术技巧，具有良好的镜下空间感和应对术中突发情况的应急处理能力，同时需要更多的耐心与信心。

（10）应该严格把握手术适应证和禁忌证。充分的术前沟通，取得患者的积极配合至关重要。若手术过于困难，肌瘤过大过多，可以在左侧下腹部加一辅助孔，以快速有效地完成手术，取得满意效果。

（三）肌瘤取出粉碎方法

根据单孔腹腔镜手术的特点，我们的经验总结如下。

（1）对于多发肌瘤，先取较小肌瘤，直径 2 cm 以下的肌瘤剥除后可以用大抓钳钳夹后直接从操作孔取出，避免放置盆腹腔而遗漏。

（2）对于较大肌瘤，可在镜头监视下置入封闭取物袋并拖至脐部切口，以布巾钳和 Allis 钳钳夹肌瘤，用尖刀以"滚刀法"将瘤体变成长肉条自脐部切口取出。在脐部切口减瘤至合适，可利用切口和切口组织弹性将瘤体从脐部切口取出，这样操作可避免肌瘤组织在腹腔内粉碎播散，快速取出肌瘤。

（3）可在腹腔镜监视下将阴道后穹隆切开，从阴道后穹隆切口将肌瘤取出（或劈开粉碎后取出），后用可吸收线缝合阴道后穹隆创面。

（四）主要并发症

单孔腹腔镜子宫肌瘤剥除术的并发症基本与传统腹腔镜手术相同，但缝合操作困难，缝合时间相对较长。

1. 术中出血 子宫血运丰富，如果肌瘤剥除后创面较大，位置较深或靠近宫角，出血可能较多，应注意肌瘤和假包膜间的解剖层次，使用宫缩剂，迅速、确切、充分缝合等有助于减少术中出血。

2. 术后出血 缝合或止血不充分，无效腔残留，术后可形成血肿等，术后常规应用宫缩剂有助于减少术后出血。必要时可能需要再次手术止血。

3. 术后感染 尤其是肌瘤达子宫内膜时，进宫腔剥除肌瘤后感染机会增加，应检查术后体温和血象等，以及使用抗菌药物以减少和预防感染。

4. 肌瘤复发 可能是肌瘤重新生长导致。另外，腹腔镜下缺少手的触感，较小肌瘤有遗漏的可能。术前应仔细行超声检查定位，必要时应用术中超声，可减少肌瘤遗漏的可能性。

5. 妊娠子宫破裂 主要与肌瘤大小、数量、部位，是否进宫腔，术中缝合是否充分以及有无术后感染等有一定关系。术中也应注意避免过度电凝子宫组织，充分缝合，以利于子宫伤口愈合。

（五）术后处理

术后应注意监测患者的体温、腹部体征及引流、排气的情况。嘱患者术后勤翻身，尽早下床活动，避免下肢深静脉血栓形成。对于术后发热，要注意区别吸收热和感染等。应根据子宫肌瘤分型指导术后避孕时间，接受宫腔镜手术治疗的 0 型、Ⅰ型子宫肌瘤患者，接受腹腔镜治疗的Ⅶ型子宫肌瘤和阔韧带肌瘤患者避孕 3 个月；Ⅱ～Ⅵ型及Ⅷ型宫颈肌瘤患者避孕 12 个月以上。

（刘玉兰）

第三节　阔韧带肌瘤剔除术

阔韧带肌瘤剔除术

阔韧带肌瘤属于子宫肌瘤的一种类型，指生长于宫体侧壁，向宫旁生长且突出于阔韧带两叶之间或者是原发于阔韧带平滑肌组织的肌瘤。阔韧带内有丰富的血管、输尿管等走行，阔韧带肌瘤改变了阔韧带内各组织结构的相对位置。临床上患者可能因为输尿管受压而出现尿频、尿急症状，甚至随着阔韧带肌瘤的增大，出现输尿管扩张、肾积水、肾功能不全。在阔韧带肌瘤剔除过程中容易引起出血，损伤输尿管。阔韧带肌瘤剔除术的技术要点如下：需要充分探查盆腹腔情况，包括子宫、双侧附件和上腹腔。了解肌瘤与肠管、膀胱及输尿管的关系。必要时游离输尿管，下推膀胱，松解肠粘连，以避免损伤。

（刘玉兰）

第四节　宫颈肌瘤剔除术

一、概述

宫颈肌瘤是子宫肌瘤的特殊类型，发生率占子宫肌瘤的 2.2%～8%。宫颈肌瘤生长部位低，或长入腹膜下或阔韧带内，紧靠周围血管、输尿管及盆腔其他脏器，血供丰富，使周围脏器移位，扰乱正常解剖位置，增加了手术难度和并发症的发生率。宫颈肌瘤按其生长部位可以分为 4 种类型：前壁、后壁、侧壁及悬垂型（黏膜下宫颈肌瘤），亦可多方向生长。宫颈肌瘤比较少见，多为单发、多发于宫颈后唇，也有发于宫颈前唇或侧方者。

二、病因

宫颈肌瘤确切病因不明,可能与体内雌激素水平过高,长期受雌激素刺激有关。

(1)偶见于初潮后妇女,多见于中年妇女,绝经后肌瘤多停止生长并逐渐萎缩。

(2)肌瘤多并发子宫内膜增生。

(3)卵巢颗粒细胞瘤、卵泡膜细胞瘤分泌雌激素,患者常合并子宫肌瘤。

(4)妊娠时雌激素水平增高,肌瘤多增大。

(5)外源性雌激素可加速肌瘤生长。

三、临床表现

主要为月经不规则,经量增多,白带增多或膀胱、直肠症状。部分患者无症状。妇科检查可发现宫颈局部有突出肌瘤结节或宫颈外形发生改变,肌瘤所在一侧宫颈扩充,而对侧宫颈被压变薄,宫颈外口呈麻花状。

四、手术要点

宫颈肌瘤的手术方式,依据肌瘤的大小、生长部位及患者对生育的要求等因素决定。其位置较低,暴露和缝合都比较困难,止血也相对困难。利用普通薇乔线经腹壁穿刺辅助牵拉、悬吊固定子宫更利于手术创面的暴露。可适当考虑增加辅助孔或者辅助阴式手术。

(刘玉兰)

第五节 子宫腺肌瘤剔除术

一、适应证与禁忌证

(一)适应证

(1)局灶性子宫腺肌症(子宫腺肌瘤)患者。

(2)伴有难以用药物控制的痛经、月经过多、不孕和反复流产者。

(3)希望保留生育功能或子宫者。

(二)禁忌证

(1)无阴道性生活史者。

(2)盆腔急性炎性疾病、急性宫颈炎和阴道炎症。

(3)下肢畸形无法取截石位。

(4)耻骨弓及阴道狭窄,无法进行阴道操作。

(5)子宫体积>孕20周。

(6)合并其他内外科疾病,不适宜手术。

(7)肥胖(BMI>30 kg/m²,相对禁忌证)。

(8)子宫脱垂达POP-QⅢ度或Ⅳ度(相对禁忌证)。

二、手术操作与技巧

1952年,有研究者首先报道了年轻女性的子宫腺肌症手术治疗,此后子宫楔形切除术用于剔除子宫腺肌瘤比较常见。腹腔镜子宫腺肌瘤的楔形剔除术虽然较开腹手术子宫破裂风险增加,但是临床上应用仍很普遍。腹腔镜子宫腺肌瘤剔除术后子宫破裂的风险大于1‰,相较子宫肌瘤剔除术后子宫破裂的风险高。子宫破裂的风险与术后避孕时间没有关联,子宫破裂潜在相关的因素包括子宫腺肌瘤剔除方法(如冷刀、动力器械)、子宫腺肌瘤剔除的程度(组织中子宫腺肌瘤残留)、子宫肌层缺损的程度和大小、术后宫腔及宫壁重建方法、术后伤口感染及术后血肿形成情况。在众多学者的努力下,腹腔镜子宫腺肌瘤剔除术得到了逐步改良。

日本学者 Osada 在腹腔镜辅助开腹的条件下,实施了三瓣法子宫腺肌瘤剔除术(图12-7)。该方法利用正常子宫肌层重建宫壁缺损。触诊时利用冷刀打开宫腔,完整剔除子宫腺肌瘤,对合缝合子宫内膜和子宫肌瓣,浆膜侧肌层用于填补较大的子宫肌壁缺损,重建宫腔形态以避免妊娠时的子宫破裂。对113例采用这种手术的患者进行随访,术后6个月81.4%(92/113)患者手术区域的血流恢复正常。在62例希望怀孕的妇女中,46例怀孕,32例行剖宫产,无子宫破裂病例。在27年的研究期间,只有4例(3.5%)复发,需手术治疗。

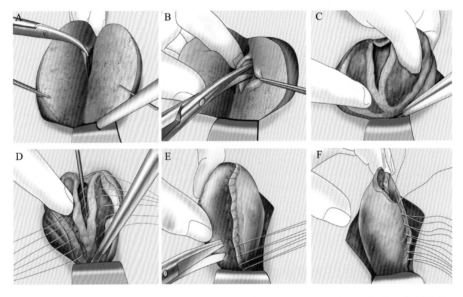

图 12-7 日本学者 Osada 在腹腔镜辅助开腹的条件下实施了三瓣法子宫腺肌瘤剔除术

日本学者 Takeuchi 于2006年提出的二瓣法似乎更适合腹腔镜下子宫腺肌瘤的剔除,较三瓣法难度更小。手术步骤如下(图12-8):每毫升血管加压素20 U,用生理盐水稀释100倍注入子宫腺肌瘤组织(图12-8A)。单极电针向下在子宫腺肌瘤区做一横切口至子宫内膜或进入宫腔,根据切口表面的颜色和硬度区分子宫腺肌瘤组织和正常肌层。用单极电针在70 W剔除模式分层剔除子宫腺肌瘤组织。由于有足够的切口深度,子宫腺肌瘤组织分裂并分为上部和下部。使用单极电针将切口两侧的子宫腺肌瘤组织切开并取出(图12-8B、图12-8C)。通过目视检查和吸引管探查确定子宫腺肌瘤组织,剔除尽可能靠近浆膜和子宫内膜的子宫腺肌瘤组织。子宫腺肌瘤组织剔除后,用2-0可吸收线缝合子宫内膜。由于剔除子宫腺肌瘤组织的区域失去了许多正常的肌肉层,因此使用上、下浆膜瓣来抵消肌层的损失,重建子宫肌层。用1-0可吸收线缝合下浆膜瓣内侧,缝合浆膜瓣上缘,在浆膜瓣近端缝合2~3层,以避免出现无效腔(图 12-8D)。同样,将上浆膜瓣内侧与肌层缝合,与下浆膜瓣及浆膜瓣底缘重叠,继续缝合下浆膜瓣表面,闭合肌层切口(图 12-8E)。

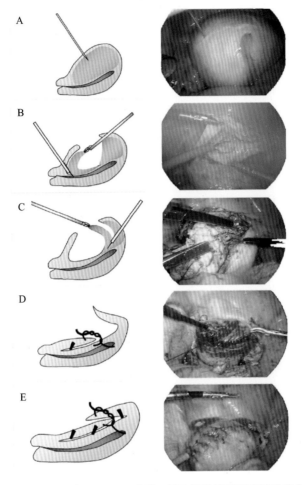

图 12-8 日本学者 Takeuchi 采用二瓣法腹腔镜下子宫腺肌瘤剔除术

我国学者黄秀峰采用二瓣法子宫腺肌瘤剔除术。主要手术步骤如下(图 12-9):用剪刀或单极电针在宫底浆膜面中线切开,沿矢状方向继续切开,直至到达宫腔。沿着子宫的后壁和前壁继续切开,直到宫颈口水平,用钳子钳住子宫腺肌瘤组织并剔除。手术过程中避免损伤子宫内膜和浆膜,浆膜以下或子宫内膜以上的肌层厚度仅为 1 cm。避免损伤输卵管间质部分。在剔除子宫腺肌瘤病灶后(图 12-9A、图 12-9E),用 3-0 薇乔线间断缝合子宫内膜(图 12-9B、图 12-9F),用 2-0 薇乔线缝合子宫肌层和浆膜。一侧宫壁(包括子宫肌层和浆膜层)的第一皮瓣缝入另一侧宫壁的第二皮瓣,这样剩下的子宫肌层和内膜完全被覆盖(图 12-9C、图 12-9G);第二皮瓣缝合覆盖在第一皮瓣上。在折叠缝合之前,去除下面的浆膜层,确保折叠缝合的是子宫肌层。缝合时不要留有无效腔,避免血肿形成(图 12-9D、图 12-9H)。

我国台湾地区林口长庚医院 Hsin-HongKuo 采用四瓣法腹腔镜下子宫腺肌瘤剔除术。手术步骤如下(图 12-10):以十字切口开始(图 12-10A),将子宫腺肌瘤变成盛开的四瓣花的形状(图 12-10B),充分暴露子宫腺肌瘤,最大限度地剔除病灶组织。在剔除病变时,子宫内膜保留约 1 cm 厚的子宫肌层,每个瓣中也保留约 0.5 cm 厚的浆膜瓣(图 12-10)。本文所介绍的缝

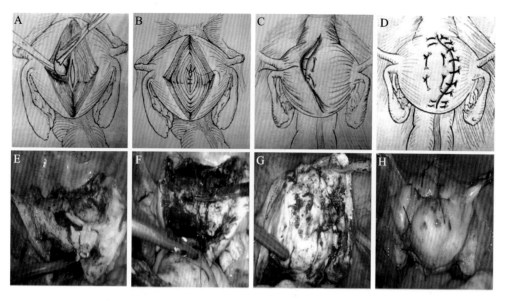

图 12-9　学者黄秀峰采用二瓣法子宫腺肌瘤剔除术

合修复方法不同于传统的子宫肌瘤剔除术中肌层对合肌层缝合伤口；相反，我们通过锚定浆膜瓣和子宫内膜下组织，修复了子宫腺肌瘤剔除创面。缝合时应注意避免出现无效腔。

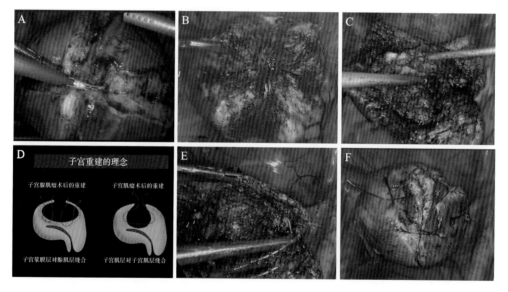

图 12-10　台湾地区林口长庚医院 Hsin-HongKuo 采用四瓣法腹腔镜下子宫腺肌瘤剔除术

A. 超声刀将子宫切成四瓣，深度约 3 cm，不穿透子宫内膜，保持子宫内膜的完整性；B. 切开的组织像四瓣花，最大限度剔除病灶组织，残留病灶最小；C. 剔除病灶组织后，可见子宫肌层完整；D. 子宫腺肌瘤的缝合方法如图所示；E. 锚定浆膜瓣和子宫内膜下组织，修复子宫；F. 锚定缝合好的子宫

　　目前单孔腹腔镜子宫腺肌瘤剔除术要求术者有熟练的腹腔镜手术基础，如能熟练掌握腹腔镜下子宫腺肌瘤剔除术，且能熟练进行单孔腹腔镜子宫肌瘤剔除术，同时需克服"筷子效应"。单孔腹腔镜子宫腺肌瘤剔除术的优势除了美观，还可以避免使用旋切器导致的子宫腺肌瘤病灶播散。

　　单孔腹腔镜子宫腺肌瘤剔除术具体步骤如下。

（1）取脐部纵向切口，长约 2 cm，置入单孔入路平台。

（2）垂体后叶素 6U 稀释成 6 ml，注入子宫肌层，约 30 s 可以见到子宫浆膜层收缩，以减少术中出血。

（3）用 1-0 可吸收线缝合子宫浆肌层并悬吊子宫于腹壁，于子宫腺肌瘤凸起最明显处，用单极电钩或者超声刀沿着子宫纵轴楔形切开子宫浆肌层（图 12-11）。

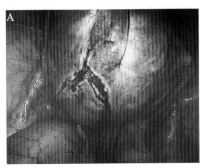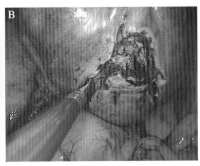

图 12-11 用单极电钩或者超声刀沿着子宫纵轴楔形切开子宫浆肌层

（4）用剪刀剔除子宫腺肌瘤病灶，同时可触及正常组织和子宫腺肌瘤病灶组织，尽可能完全剔除病灶，注意保留正常组织和内膜组织，不要穿透宫腔（图 12-12）。

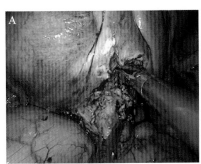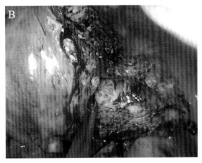

图 12-12 剪刀剔除子宫腺肌瘤病灶

（5）将缝合子宫与腹壁的 1-0 可吸收线针拉入腹腔，缝线尾端仍悬吊于腹壁（图 12-13）。

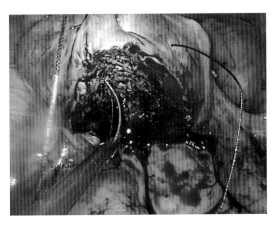

图 12-13 将缝合子宫与腹壁的 1-0 可吸收线针拉入腹腔

(6)连续全层缝合子宫浆肌层(图12-14A、图12-14B、图12-14C),对合整齐,不留无效腔,不要穿透内膜。

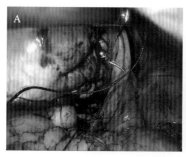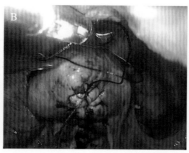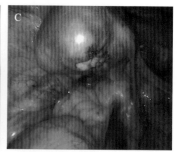

图12-14 连续全层缝合子宫浆肌层

(7)将子宫腺肌瘤放入取物袋或者自制取物袋内,自脐孔用刀切成条状取出,依次缝合脐孔。

三、术中注意事项和手术技巧

(1)局部注射垂体后叶素可以使子宫收缩,减少术中出血。

(2)使用缝线将子宫悬吊于腹壁,相当于多了一只手,更利于操作和缝合。

(3)子宫腺肌瘤病灶虽然与正常组织无明显界限,但应尽量完全剔除病灶,并根据组织外观、质地、血运综合判断病变组织是否剔除干净。镜下判断标准:子宫体积基本恢复正常大小,色泽正常,表面有出血,触之有弹性,腹腔镜下无白色质地较硬的病灶。

(4)根据子宫腺肌瘤的大小,选择切口,选择纵向切口有利于单孔腹腔镜下缝合。

(5)如有生育要求,剔除病灶时应用剪刀,避免过多使用电极而影响伤口愈合,导致怀孕后子宫破裂风险增加。

(6)子宫创面缝合要求术者有熟练的单孔腹腔镜子宫肌瘤缝合基础,进行全层或者分层缝合,不留无效腔,可以选用倒刺线缝合,这样既不用担心缝线回缩,也不需要打结。

(7)缝合打结时可以采用缝针绕线的方式,或者穿线的方式。总之,采用术者熟悉的方式并尽可能打紧线结。

四、术后处理

(1)使用缩宫素和米索前列醇等子宫收缩药物预防大出血。

(2)术后辅以药物治疗。

术后使用 GnRH-α 或者唯散宁 3～6 个月,无生育要求者使用曼月乐宫内节育器,有生育要求者至少避孕一年,其间继续用药控制复发,怀孕后按高危妊娠管理,妊娠中晚期严密监测以及时发现子宫破裂并终止妊娠。

(阳 艳)

第六节　全子宫切除术

一、适应证

（1）子宫肌瘤或子宫腺肌（瘤）症（子宫体积＜孕 16 周，子宫重量＜1000 g）。

（2）异常子宫出血或月经过多，症状顽固，并且其他治疗方法无效。

（3）子宫内膜不典型增生、早期子宫内膜癌。

（4）宫颈上皮内瘤变（CIN Ⅲ级）、早期宫颈癌。

（5）绝经或围绝经期子宫脱垂。

（6）卵巢（附件）囊肿须切除子宫。

（7）无生育要求，自愿接受子宫切除。

全子宫
切除术 1

全子宫
切除术 2

二、手术操作与技巧

（一）术前准备

术前评估，术前需要检查子宫的大小和位置，活动度，宫旁及附件情况等，评估手术操作的难度。

常规进行术前准备，需要注意的是单孔腹腔镜手术需要进行脐部准备，备皮时需要特别处理脐周的皮肤，并且提前 12 h 消毒清洗脐部，清除积垢。

（二）麻醉与体位

全身静脉麻醉，术中严密监测动脉血二氧化碳分压及血氧饱和度。体位常用头低臀高截石位。右上肢可以外展，便于输液，但角度不能大于 70°，以防桡神经损伤。左侧上肢置于身体旁，用治疗巾包裹，避免接触手术床上任何非绝缘体。大腿外展以不超过 30°为宜，抬高不超过 25°。臀部置于手术台边缘，会阴部自尾骨处以下离开手术台，有利于暴露阴道及自如移动举宫器。

（三）手术步骤

麻醉成功后，常规消毒铺巾，放置 Foley 导尿管。放置合适的举宫器以确保其与阴道穹隆紧密贴合。用两把组织钳或巾钳牵拉脐孔边缘左右侧皮肤，手术刀以脐部瘢痕的中心点开始，向头侧和会阴侧纵向切开，根据置入的单孔入路平台的需要选择切口长度，并依次切开皮下各层进入腹腔。置入单孔入路平台，调整单孔入路平台确保其下端与腹腔腹膜贴合，进气管连接 CO_2 形成气腹，置入腹腔镜镜头探查盆腹腔，包括观察子宫、附件、肝、胆、膈、脾、胃、盆腹壁腹膜、大网膜等，并观察双侧输尿管走行，必要时留取腹腔冲洗液。充分分离子宫、附件等周围粘连。

1. 处理输卵管和卵巢固有韧带　借助举宫器向一侧推举子宫，凝切另一侧输卵管系膜至间质部（此为预防性输卵管切除术，若为子宫内膜不典型增生等需切除附件，则凝切骨盆漏斗韧带）。于距宫角约 1 cm 处，凝切卵巢固有韧带，应用双极电凝脱水或超声刀直接凝断韧带或组织,如遇到韧带增厚,特别是子宫内膜异位症时,若电凝不充分则可能发生出血而影响手术操作,进行切割时应贴近卵巢(图 12-15、图 12-16)。

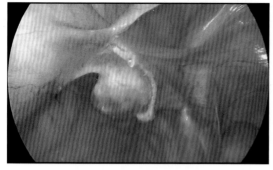

图 12-15 凝切输卵管系膜 图 12-16 凝切卵巢固有韧带

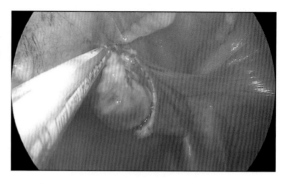

2. 处理圆韧带 于靠近宫角处牵引展开的圆韧带,于距宫角 1.5~2 cm 处切断圆韧带。然后剪开阔韧带前叶,切割的范围和方向根据是否去除卵巢而定。整个韧带须经双极电凝多次电凝后切割,或直接用超声刀凝切,可获得更好的止血效果,使切割创面干净,解剖结构清楚(图 12-17)。

3. 分离宫旁疏松组织 继续向下分离该侧阔韧带前后叶,分离疏松组织,尽量裸化阔韧带基底部的子宫血管(图 12-18),阔韧带后叶分离至子宫骶韧带宫颈连接部。同法处理对侧。

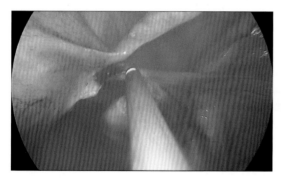

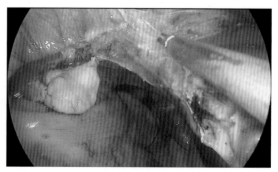

图 12-17 凝切圆韧带 图 12-18 分离宫旁疏松组织

4. 下推膀胱 自圆韧带断端向宫颈方向切开子宫膀胱腹膜反折交界,钳夹子宫膀胱腹膜反折切缘并向上提拉,同时继续推举子宫,用剪刀、单极电针或超声刀分离膀胱与子宫、宫颈与阴道上段连接处,下推膀胱至宫颈外口下 1 cm 左右(举宫器缘下方 1~2 cm)。如遇出血可采用双极电凝止血,在使用超声刀时缓慢切割可以达到很好的止血效果。操作技巧:在传统腹腔镜下,利用三角分布的特点,下推膀胱时从侧方打开子宫膀胱腹膜反折、下推膀胱;在单孔腹腔镜下,从脐部直向膀胱方向打开腹膜反折和下推膀胱,更加顺应解剖结构(图12-19)。

5. 处理子宫血管 如子宫大小在妊娠 4 个月左右,则在处理韧带和分离子宫膀胱腹膜反折之前阻断子宫动脉,具体方法:距离子宫体颈交界处旁开 2 cm,子宫骶韧带的上方约 1.5 cm 处打开阔韧带后叶,分离结缔组织,暴露子宫动脉,钳夹子宫动脉,采用双极电凝脱水的方式阻断子宫动脉。如为小子宫,则可以在处理完圆韧带、阔韧带和卵巢固有韧带后,再分离子宫体颈交界处,暴露子宫动脉,同样进行血运阻断。其中以双极电凝最为简便,效果好。大量事实表明,这种方法有效且损伤小。最大的危险为可能发生输尿管电热损伤,应遵循以下原则以避免输尿管损伤:①应在前、后外侧切割子宫血管;②选择子宫动脉上行支进行电凝;③尽量缩短电凝时间,短时间反复电凝优于长时间持续电凝。同时助手应在关键时刻从阴道向头端推举子宫,使子宫血管远离输尿管(图 12-20)。

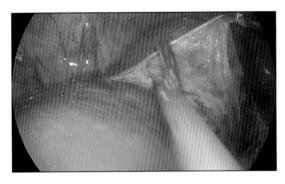

图 12-19 下推膀胱

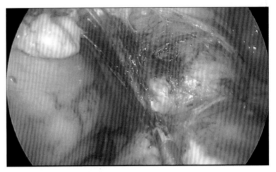

图 12-20 处理子宫动脉

6. 处理子宫主韧带及子宫骶韧带 虽然双极电凝加单极电针(或剪刀)切割韧带有效,但用超声刀进行切割则更为安全有效。凝切子宫主韧带后,调整举宫器,暴露宫颈侧后方,凝切子宫骶韧带宫颈连接部。注意在处理子宫主韧带及子宫骶韧带时尽量靠近宫颈,并时刻保持举宫器前推,可以避免输尿管不必要的损伤(图 12-21、图 12-22)。

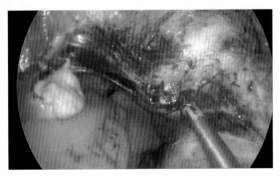

图 12-21 处理子宫主韧带

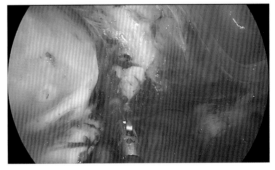

图 12-22 切断子宫骶韧带

7. 切开阴道穹隆,取出子宫 用单极电针或超声刀沿着杯缘环形切开阴道穹隆(图 12-23、图 12-24)。用阴道拉钩扩张阴道,暴露前、后穹隆及宫颈,用宫颈钳或组织钳钳夹宫颈前唇并往外牵拉宫颈,将子宫从阴道取出,若子宫较大取出困难,也可切割子宫至足够小后取出。

8. 缝合阴道残端 阴道口用充满液体(如生理盐水等)的无菌手套封堵或阴道内放置无菌手套包裹的纱布,以保持气密性。甲硝唑或水剂活力碘冲洗阴道残端,出血点予以双极电凝止血。单孔腹腔镜下缝合阴道残端,可由腹壁穿入可吸收线,从左侧或右侧连续缝合阴道残端,缝合左侧时有时需要从后向前反向缝合,缝合右侧时可以从前向后进针,最后进行绕线打结;也可使用自固定免打结可吸收线,连续缝合阴道残端。缝合时需注意缝合阴道黏膜面,重点缝合双侧角部组织,以免遗漏后导致残端出血或黏膜外翻,影响伤口愈合(图 12-25、图 12-26)。

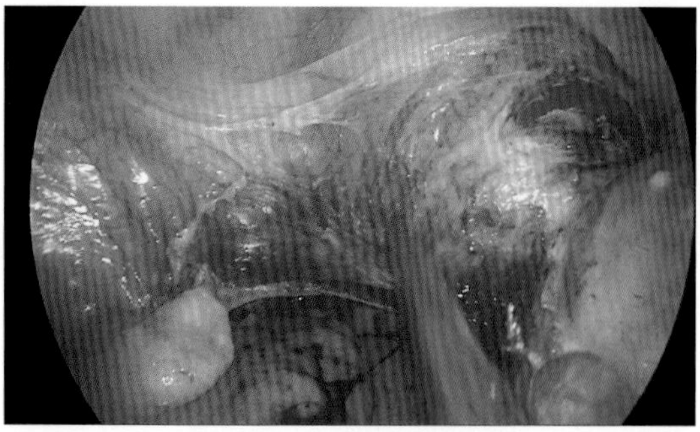

图 12-23 切开阴道穹隆 1

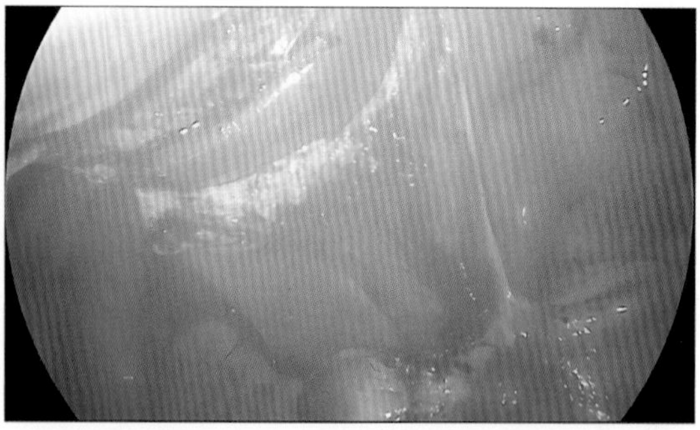

图 12-24 切开阴道穹隆 2

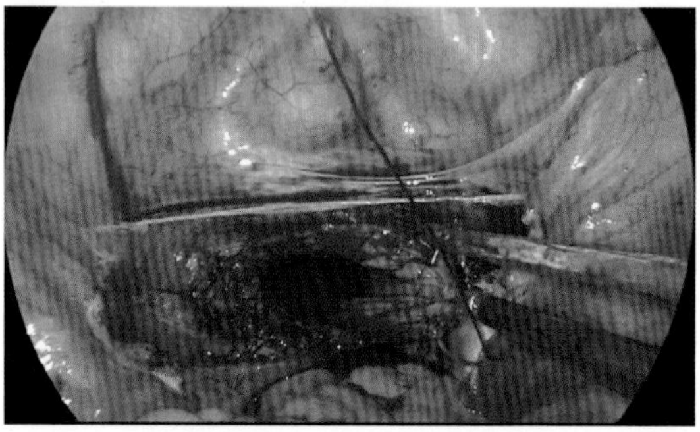

图 12-25 缝合阴道残端 1

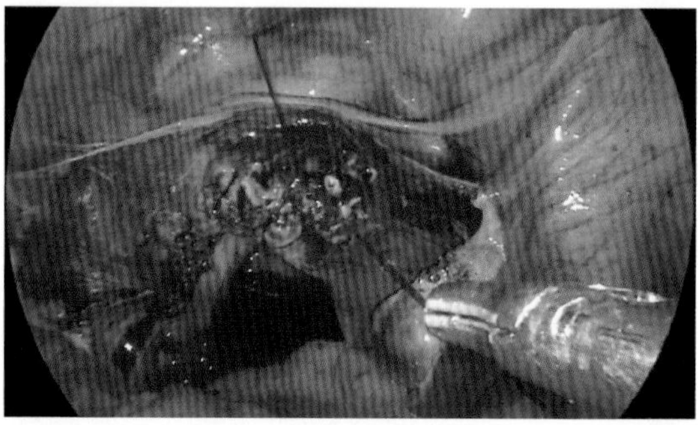

图 12-26 缝合阴道残端 2

9. 检查盆腔 充分冲洗并吸出血块和碎屑,冲洗有助于发现一些小的出血点,应用双极电凝来进一步止血,必要时缝合止血。还应检查输尿管的活动情况,蠕动正常加上无扩张才能排除输尿管损伤,仅有蠕动并不能排除。

(四)手术操作技巧及要点

(1)器械的选择:配合使用长短器械,制造多个操作平面,配合使用弯直器械,缩短精细操作时双手距离。

(2)通路的选择:利用多通路的特点,当术中遇到困难时,要及时变换到不同的通路以便操作。

(3)镜头的选择:为减少孔径拥挤,尽量选择直径 5 mm 的镜头,为达到更佳视野效果,30°前斜视镜或可弯曲或可变角度的镜头更为合适,为手术操作提供更大的空间和全方位的视野。

(4)能量平台的选择:使用智能能量器械,电凝、电切器械相结合更便捷、更安全。

(5)缝合的选择:初学者可使用自固定免打结可吸收线在单孔腹腔镜下缝合残端,避免打结困难。操作熟练者可自由选择缝线类型和打结方法。

(陈德军)

第七节　剖宫产术后子宫瘢痕妊娠物切除术

一、概述

剖宫产术后子宫瘢痕妊娠(cesarean scar pregnancy,CSP)是指受精卵着床于前次剖宫产子宫切口瘢痕处的一种异位妊娠,是一个限时定义,仅限于早孕期(≤12周)。由于CSP可以造成清宫术术中及术后难以控制的大出血、子宫破裂、周围器官损伤,甚至子宫切除等,严重威胁女性的生殖健康甚至生命,已引起临床上的高度重视。CSP的发生率为1/2216～1/1800,占有剖宫产史妇女的1.15%,占有前次剖宫产史妇女异位妊娠的6.1%。根据超声检查显示的着床于子宫前壁瘢痕处的孕囊的生长方向以及子宫前壁孕囊与膀胱间子宫肌层的厚度进行分型,可分为Ⅰ、Ⅱ、Ⅲ型,三种类型CSP的治疗方式各不相同。目前,CSP的发病机制尚不清楚,对CSP的诊断与治疗在国内外均无统一的标准和指南以及较好的循证医学证据,缺乏大样本量的随机对照研究。目前CSP的治疗方法有药物治疗、手术治疗或两者的联合。子宫动脉栓塞术(uterine artery embolization,UAE)是用于辅助治疗CSP的重要手段,与药物治疗或手术治疗联合应用可更有效地处理CSP。其中手术治疗方法的选择需考虑分型、发生出血的危险因素以及患者的生育要求。手术可通过开腹、腹腔镜完成,也可经阴道完成。手术目的是清除妊娠物的同时,切除子宫瘢痕组织,并行子宫前壁的修补术,修复薄弱的前壁肌层,恢复正常的解剖结构。随着微创手术的不断发展,腹腔镜治疗部分Ⅱ型及Ⅲ型CSP,取得满意效果。近年来,用于治疗CSP的经脐单孔腹腔镜手术得以开展。单孔腹腔镜手术兼有传统腹腔镜手术的优点,单切口即可完成手术,在保障手术安全进行的同时,又能满足年轻女性爱美的需要。本节就单孔腹腔镜下CSP手术技巧进行解析。

剖宫产术后
子宫瘢痕妊
娠物切除术

二、适应证与禁忌证

(一)适应证

Ⅱ型和Ⅲ型CSP,特别是Ⅲ型中的包块型CSP,子宫前壁瘢痕处肌层菲薄,血流丰富,有再生育要求并希望同时修补子宫缺损的患者。

术前应充分评估术中出血的风险,可行预防性UAE。也可预备UAE,术中如有难以控制的出血,迅速行宫腔填塞后及时行UAE或结扎髂内动脉。如无条件行UAE,术中发生无法控制的大出血危及生命时,可行子宫切除术。

(二)禁忌证

(1)盆腹腔严重粘连,导致术野暴露困难,操作难度大,术中器官易损伤,改为多孔、中转开腹的可能性均明显增大,采取单孔腹腔镜手术需谨慎。

(2)既往有脐部手术,可能造成单孔腹腔镜手术器械进腹困难;有腹部疝者,人工气腹压力可将腹腔内容物压入疝孔,引起腹部疝的嵌顿。

(3)不能耐受麻醉者、凝血功能障碍者、腹腔严重感染者、脐部感染及发育畸形者。

三、手术操作与技巧

（1）必要时可进行宫腔协助检查，观察孕囊大小及附着部位。

（2）如术前未行止血预处理，可向宫体注射垂体后叶素 6U。

（3）超声刀剪开子宫膀胱腹膜反折（图 12-27），充分分离膀胱宫颈间隙，尤其是两侧宫旁，充分暴露瘢痕部位妊娠病灶。

（4）病灶暴露充分后，用剪刀或超声刀清除妊娠病灶组织（图 12-28），用剪刀修剪创面边缘（图 12-29），标本从宫颈经阴道取出。若孕囊较大，先行清宫术。

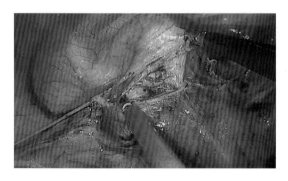
图 12-27 打开子宫膀胱腹膜反折

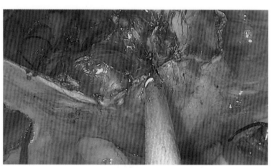
图 12-28 超声刀清除病灶

（5）缝合时用宫颈钳钳夹宫颈，摆动宫颈，配合缝合。从腹壁进针，并留线，钳夹固定腹壁外缝线。可从左侧、右侧或出血多的一侧开始缝合，单手连续缝合（图 12-30），最后拉紧缝线，也可两手逐针缝合后拉紧缝线。一般连续缝合两层，第二层采用褥式缝合以加厚创面。

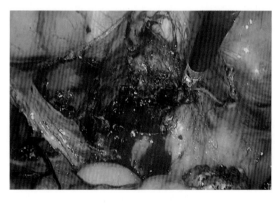
图 12-29 修剪创面边缘

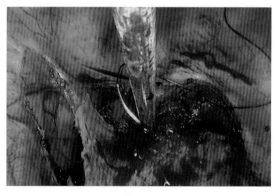
图 12-30 缝合修补子宫创面

（6）连续缝合两层后打结（图 12-31）。

（7）缝合子宫膀胱腹膜反折，恢复解剖结构（图 12-32）。

（8）缝合肚脐成形，2-0 合成线间断缝合腹膜及筋膜 3 针。脂肪层厚者两侧角部分别缝合皮下脂肪层 1 针，脂肪层薄者，可以免除该层缝合，直接缝合皮肤层，皮肤层用 4-0 合成线连续皮下缝合，皮肤正中垂直缝至筋膜层，使肚脐成形，术毕。

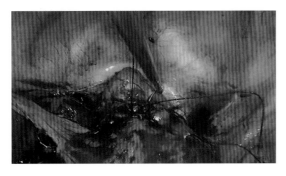

图 12-31 缝合子宫肌层

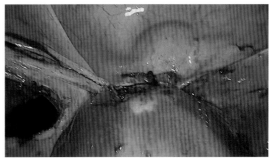

图 12-32 缝合腹膜反折

四、手术体会

经脐单孔腹腔镜手术治疗 CSP 的体会要点如下。

（1）术前止血预处理的重要性：由于 CSP 部位血供丰富，为预防术中大出血，术前止血预处理非常重要。有研究显示，孕囊直径≥3 cm 时出血风险较大，建议行 UAE，尤其孕囊直径≥5 cm 时大出血风险极高；还有文献报道，当 Ⅱ 型 CSP 患者孕囊直径≥3 cm 或表面肌层厚度＜0.2 cm 合并孕囊周边有血流信号时，建议行 UAE 后再清宫或进行腹腔镜手术或直接进行开腹手术。Ⅲ 型 CSP 患者建议行 UAE 后再清宫或直接考虑开腹手术。

（2）CSP 病灶位于子宫峡部，术野不易暴露清楚，不用举宫器，仅仅使用宫颈钳钳夹宫颈，使宫颈朝上，宫底朝下，子宫峡部病灶面向术者，更利于手术创面的暴露。这是手术成功的基本保证。

（3）单孔腹腔镜手术两手配合难度增加，手术难点之一便是分离膀胱宫颈间隙。患者多有一次或两次剖宫史，膀胱与宫颈界限不清，如果不好辨认，可以灌注膀胱后找到膀胱界限再行分离，或从膀胱两侧旁间隙逐渐向中间部位钝性分离。由于界限疏松，若间隙找准很容易分离，配合台下助手移动宫颈位置，可顺利分离。

（4）单孔腹腔镜下缝合是难点。多数报道对伤口采用倒刺线缝合，我院采用常规合成线缝合没有困难。注意尽量选择大针，譬如 48 mm 大针，更利于出针，腹壁吊线有利于暴露术野和拉紧缝线，同时宫颈钳钳夹宫颈非常重要，有利于摆动宫颈，配合另一只手进针。第一针缝合一侧角部时不一定要到位，缝合一针后，向对侧拉线，第 2 针基本可以到位，注意缝线超过角部顶端创面约 0.5 cm，防止术后创面渗血，同时避免损伤膀胱和输尿管。如遇病灶较大，两手配合缝合困难，术中可用左手举宫，摆动宫颈位置，右手单手缝合全部一层后，再逐针拉紧缝线。也可以左手拉线来摆动子宫位置，配合右手进针，出针后，两手轮流拉线至拉紧，交由左手继续拉紧缝线。另外，单孔腹腔镜手术以上下操作、左右交叉操作为原则，一定要摒弃多孔腹腔镜手术的操作思路，形成单孔腹腔镜手术操作习惯后，手术就变得比较容易了。

（5）打结是难点，可以利用针的弯曲制造操作三角，或利用腹壁吊线来绕线，或者利用线的柔软性先绕圈，再将线头塞过去完成打结。

（金　晶）

第八节　剖宫产术后子宫瘢痕憩室修补术

剖宫产术后
子宫瘢痕憩
室修补术

剖宫产术后子宫瘢痕憩室(cesarean scar diverticulum,CSD)又称为剖宫产术后子宫切口缺损(previous cesarean scar defect,PCSD),指剖宫产术后子宫切口愈合不良,子宫瘢痕处肌层变薄,形成一与宫腔相通的凹陷或腔隙,导致部分患者出现一系列相关的临床症状。该病可对患者的生命质量造成影响,且再次妊娠时可增加CSP、大出血、凶险性前置胎盘、子宫破裂等的风险。CSD患者多无明显的临床症状,有症状者仅约6.9%,主要表现为异常阴道流血、继发不孕、慢性盆腔痛、经期腹痛等,其中异常阴道流血为最主要的症状。

PCSD的治疗,包括药物治疗(口服避孕药、左炔诺孕酮宫内缓释节育系统)及手术治疗。无生育需求患者可尝试使用药物治疗,但药物停用后,可能导致症状的复发。其中,手术治疗更加长久有效。手术指征为诊断CSD且有相应的临床症状,影响患者的生命质量,患者有治疗需求。手术治疗主要是通过切除或烧灼憩室内异常的黏膜组织和扩张增生的血管,从而达到改善症状的目的;对于有生育需求的患者,需同时增加子宫切口处组织的厚度。目前的手术方法以微创手术为主,包括宫腔镜手术、腹腔镜(可联合宫腔镜)手术及阴式手术。腹腔镜手术适用于子宫前壁下段肌层厚度(RMT)<3 mm且有再生育要求的患者。一项研究提出,如RMT<3 mm,腹腔镜手术修复PCSD可有效改善患者症状。Donnez等建议,RMT<3 mm的PCSD患者应通过腹腔镜手术或阴式手术实现憩室修补,而避免行宫腔镜手术。腹腔镜视野广,能全面探查盆腹腔情况。首先分离粘连,充分暴露并下推膀胱,在宫腔镜指引下行透光试验准确定位憩室的部位,充分切除憩室并修复子宫缺损。与单纯宫腔镜手术相比,联用腹腔镜手术能够修复、加固剖宫产术后子宫瘢痕处的肌层,同时能一定程度纠正子宫的倾曲度,此种手术治疗CSD的有效率高达95%。随着对微创的不断追求及对切口美观的要求,经自然腔道内镜手术凭借其创伤小、恢复快、"无瘢痕"及美观度高等优点在临床应用广泛,在广大女性尤其是爱美女性中选择度高。本节对经脐单孔腹腔镜联合宫腔镜行剖宫产术后子宫瘢痕憩室修补术予以介绍。

一、术前准备

(1)术前常规检查和术前评估:了解有无严重盆腔粘连等,除手术禁忌证外。

(2)与患者及家属交流沟通,签署手术知情同意书。

(3)脐部准备:术前12 h清洗消毒脐部。

(4)肠道准备:术前12 h禁食、8 h禁水。

(5)配血备用。

二、手术步骤

(1)麻醉和体位:采用气管插管静脉复合麻醉,麻醉后取膀胱截石头低(15°~30°)臀高位。

(2)建立气腹:腹部消毒铺巾,两把巾钳外翻提起脐轮,尖刀沿脐部正中纵向切开皮肤2 cm,逐层进腹,放入切口保护套撑起腹壁,连接单孔腹腔镜操作软鞘管后连接气腹平台,充入CO_2气体至腹腔压力达12 mmHg。

(3)腹腔镜下打开子宫膀胱腹膜反折,分离膀胱宫颈间隙,下推膀胱,暴露子宫峡部(图12-33)。

（4）行宫腔镜检查，确诊并定位子宫峡部前壁的憩室结构。关闭腹腔镜光源，行透光试验以清楚显示CSD边界（图12-34）。

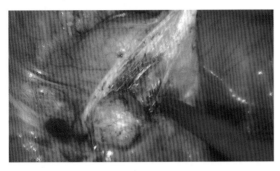

图12-33 打开子宫膀胱腹膜反折，下推膀胱

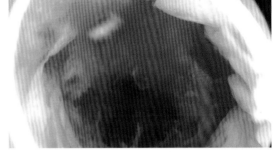

图12-34 宫腔镜检查明确憩室结构

（5）腹腔镜下切除憩室组织。注意要完整切除憩室顶及侧壁至周围正常肌层，切勿损伤子宫血管（图12-35）。

（6）使用1-0延迟吸收线或薇乔线连续或间断缝合切口上下肌层。应先全层缝合，再褥式缝合（图12-36）。

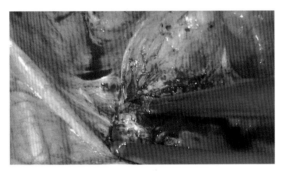

图12-35 腹腔镜下切除憩室

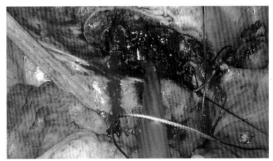

图12-36 腹腔镜下缝合切口

（7）缝合子宫膀胱腹膜反折（图12-37）。

（8）再次进行宫腔镜检查，确定宫颈管通畅，憩室已被切除（图12-38）。

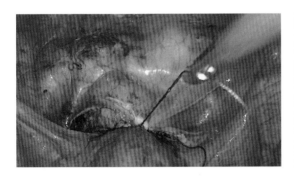

图12-37 缝合子宫膀胱腹膜反折

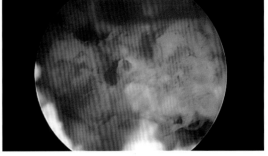

图12-38 再次进行宫腔镜检查

三、手术操作技巧

（1）由于单孔腹腔镜手术操作空间有限，且无助手辅助显露术野，术中可放置举宫器，通

过助手上推举宫器以显露宫颈及子宫下段，有利于进行手术操作。

（2）患者既往行剖宫产术，可能存在盆腹腔粘连，术中可能存在打开子宫膀胱腹膜反折、下推膀胱困难，可选择经侧旁或正中打开，术中需谨慎操作、仔细分离，注意避免损伤膀胱。

（3）缝合是防止术后憩室再发的关键，缝合切口时应先全层缝合，再褥式缝合。切口需对合整齐、恢复解剖，建议由具有丰富单孔腹腔镜手术经验的医生进行缝合。

（岳　艳）

第九节　子宫动脉结扎及髂内动脉结扎在子宫手术中的应用

髂内动脉
结扎

子宫动脉
结扎

子宫动脉结扎及髂内动脉结扎是预防妇产科急性大出血的有效方法。19世纪末，髂内动脉结扎首次被报道用于宫颈癌难治性出血的治疗。自20世纪60年代以来，妇产科、骨科、肿瘤科等陆续开展了髂内动脉结扎手术。对于妇产科难以控制的子宫出血，子宫动脉结扎和髂内动脉结扎是重要的止血方式。目前临床上多采用永久性髂内动脉结扎术，虽然骨盆及盆腔脏器血供存在大量的循环交通支，永久结扎了双侧髂内动脉后这些侧支循环的代偿能力会明显增加，但是这些侧支循环有时仍无法满足盆腔脏器的功能需求，从而引起器官功能受损，严重者甚至会导致组织器官缺血坏死。因此针对复杂、易出血的盆腔手术，一些外科医生将永久性髂内动脉结扎术或栓塞术改良为髂内动脉暂时阻断术，将其作为术前预处理手段，以预防盆腔大出血，取得了良好的临床效果。子宫动脉起源于髂内动脉，子宫动脉结扎可保证子宫动脉分支以上的血流通畅。子宫动脉解剖位置明确，便于寻找，但若患者合并盆腔粘连、肠粘连等，分离子宫动脉则较困难，若造成大出血则止血不易，易损伤输尿管，需继续往上分离髂内动脉，行髂内动脉结扎术。

子宫动脉结扎及髂内动脉结扎在妇科多应用于肌瘤多发、体积较大、部位特殊的子宫肌瘤剔除术，体积较大的子宫腺肌瘤剔除术，复杂的全子宫切除术，预测难以控制出血的妇科恶性肿瘤根治手术、Ⅱ、Ⅲ型剖宫产术后子宫瘢痕妊娠物切除术、胎盘植入宫腔镜手术等，可使子宫血供明显减少，有效控制术中出血量，便于暴露术野，降低手术风险，同时完成后续手术后可恢复血供，进一步降低子宫及卵巢因血供问题导致的术后并发症的发生率。

（一）相关血管及相邻器官解剖

女性内、外生殖器的血供主要来源于卵巢动脉及髂内动脉的分支：子宫动脉、阴道动脉及阴部内动脉。

（1）腹主动脉终末端在平第4腰椎水平分为左、右髂总动脉。左髂总动脉较右髂总动脉略长且细。髂总动脉分支为髂内、外动脉的高度有差别，一般右侧的分支较高，左侧的分支较低，左右同一高度的约占一半。每侧髂总动脉在骶髂关节处分为髂内动脉和髂外动脉。

（2）子宫动脉为髂内动脉前干分支，在腹膜后沿骨盆侧壁向下向前行，经阔韧带基底部、宫旁组织到达子宫外侧，相当于宫颈内口水平约2 cm处，横跨输尿管至子宫侧缘，此后分为上、下两支：上支较粗，沿宫体侧缘迂曲上行，称为宫体支，至宫角处又分为宫底支（分布于宫底部)、输卵管支(分布于输卵管)及卵巢支(与卵巢动脉末梢吻合),主要供应子宫、输卵管、部分卵巢;下支较细,分布于宫颈及阴道上段,称为宫颈-阴道支。

(3) 髂内动脉又名腹下动脉,起于髂总动脉分叉处,主要供应盆腔生殖器、臀部及股内侧部位。髂内动脉紧贴骶髂关节向下向内行,长 3.5～4 cm。髂内动脉前方为腹膜及输尿管,外侧为髂外动脉及腰大肌,侧后方为髂外静脉,内侧方为髂内静脉、腰骶干和梨状肌,其远端闭锁并延续为脐内侧韧带。髂内动脉分支复杂,按血供范围一般分为脏支(包括脐动脉、膀胱上动脉、子宫动脉、直肠下动脉、阴部内动脉和阴道动脉)、壁支(包括髂腰动脉及骶外侧动脉)、下支及会阴分支(包括臀上动脉、臀下动脉、闭孔动脉)。

(4) 髂外动脉起自髂总动脉分叉处,沿腰大肌内侧缘下降,经腹股沟韧带(内、外 1/3 交界处)后方至股前部,移行为股动脉,长 10～11.5 cm。左髂外动脉的腹侧为乙状结肠,右髂外动脉的起端有输尿管颈管,髂外动脉在腹股沟韧带上方发出腹壁下动脉,经腹环内侧进入腹直肌鞘,并与腹壁上动脉吻合。

(5) 输尿管是与妇产科手术关系非常密切的器官。输尿管全长约 30 cm,粗细不一,由黏膜、肌层、外膜构成。起自肾盂,在腹膜后沿腰大肌前面偏中线侧下行(腰段);在骶髂关节处跨髂外动脉起点的前方进入骨盆段(盆段),并继续在腹膜后沿髂内动脉下行,到达阔韧带基底部向前内方走行,在宫颈外侧约 2 cm 处于子宫动脉下方穿过,位于宫颈阴道上部的外侧1.5～2 cm 处,斜向前内穿越输尿管隧道进入膀胱。输尿管走行过程中与盆腔血管有两个交叉,第一个交叉点为输尿管沿盆壁在骶髂关节处越过髂总血管分叉的前面,此解剖标志与髂内动脉结扎术关系密切。第二个交叉点为输卵管在宫颈内口水平外 2 cm 处穿过子宫动脉下缘,常称"桥下流水",是与子宫动脉结扎术关系密切的解剖标志。在输尿管走行过程中,供应肾、卵巢、子宫及膀胱的血管在其周围发出分支并相互吻合,形成丰富的血管丛营养输尿管,输尿管动脉及静脉在其外膜内纵行走向易于辨认,故行输尿管探查及切开时最好沿其侧缘进行,避免损伤纵行走向的血管。

(二) 止血原理及对盆腔血液循环的影响

髂内动脉结扎后,可通过腰动脉与髂腰动脉、髂中动脉与骶外侧动脉、痔上动脉与痔中动脉、旋髂动脉和股深动脉的分支与臀下动脉分支、腹壁下动脉、闭孔动脉等建立侧支循环,避免造成盆腔器官及臀部肌肉缺血坏死。髂内动脉结扎后,侧支循环的建立一般需 45～60 min;并且结扎髂内动脉后,髂内动脉远端血供未完全终止。Burchell 在髂内动脉结扎后的远端插管测量动脉压发现,双侧髂内动脉结扎后动脉压减少 85%,平均动脉压减少 24%,血流量减少48%。江森等在行宫颈癌根治术时发现,常规结扎髂内动脉有利于减少出血,并认为髂内动脉结扎后侧支循环在 1 h 左右开始建立,局部动脉压平均减少 25%(侧支)～75%(主支),局部血流量降低 50% 以上,与 Burchell 的结论大致相同。这些均证实髂内动脉结扎止血的原理是动脉压降低,血流量明显减少,局部加压后易使血液凝成血栓,而不是结扎后动脉血供完全中止。髂内动脉结扎后侧支循环的建立一般仍可使卵巢、输卵管及子宫保持正常功能。文献上不乏髂内动脉结扎后再次妊娠的报道。双侧子宫动脉阻断后,子宫血流量迅速减少,6 h 之后,子宫依靠交通支逐渐恢复血供,此时出血部位血栓已牢固,不会发生再次出血。髂内动脉及子宫动脉结扎后实施相关手术,手术完成后再拆开结扎线,血管即时复通,对患者盆腔器官及臀部肌肉的血供无不良影响。

(三) 手术操作步骤及注意事项

盆腔动脉结扎包括子宫动脉结扎和髂内动脉结扎,已应用于临床多年,止血效果显著。但该手术方法有一定难度,尤其是髂内动脉结扎易误伤血管或输尿管,对术者要求较高,须由具备丰富单孔腹腔镜手术经验并能胜任各种复杂妇科手术的医生来完成。

1. 子宫动脉结扎　子宫动脉结扎可分为子宫动脉上行支结扎、经阴道子宫动脉下行支结扎及子宫动脉总干结扎。子宫动脉上行支结扎通过阻断宫体血供达到止血目的,为动静脉整体结扎,采用可吸收线直接从前壁缝到后壁,将2~3 cm子宫肌层结扎在内。经阴道子宫动脉下行支结扎时,以窥阴器暴露宫颈,用卵圆钳钳夹宫颈前和(或)后唇并向下牵引暴露前阴道壁与宫颈交界处,用2-0可吸收线间断缝合宫颈3点钟、9点钟部位,缝合以不损伤前方膀胱及后方直肠为原则。缝合时应带部分宫颈组织,缝合结束后宫颈应能容一指以利宫腔血液排出。子宫动脉总干结扎时,首先用超声刀打开圆韧带、髂外动脉和骨盆漏斗韧带之间三角区(图12-39),分离疏松组织(图12-40),找到髂内动脉发出子宫动脉处,避开输尿管,分离子宫动脉(图12-41)并用7号丝线结扎(图12-42)。对于子宫体积过大,盆侧壁暴露较困难者,宫颈部位游离输尿管困难、费时、易出血,不利于抢救患者,一般很少实施双侧子宫动脉总干结扎,多选择髂内动脉结扎或选择经股动脉插管子宫动脉栓塞治疗。

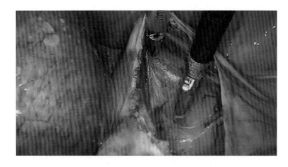

图12-39　打开圆韧带、髂外动脉和骨盆漏斗韧带之间三角区

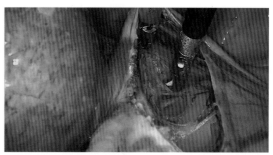

图12-40　分离疏松组织

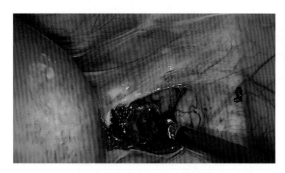

图12-41　分离右侧子宫动脉

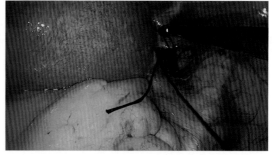

图12-42　7号丝线结扎右侧子宫动脉

2. 髂内动脉结扎　双侧髂内动脉结扎术最初用于宫颈癌术中止血,现用于治疗宫颈或盆底渗血、宫颈或阔韧带出血、腹膜后血肿、保守治疗无效的产后出血,结扎前后需准确辨认髂外动脉和股动脉,必须小心,勿损伤髂内静脉,否则可导致严重的盆底出血。双侧髂内动脉结扎后能显著减少盆腔血流量,有利于止血。临床上可行预防性和治疗性髂内动脉结扎。方法:确认髂总动脉的分叉部位,该部位有两个骨性标志(骶骨岬和两侧髂前下棘连线),输尿管由此穿过。首先与输尿管平行纵向切开后腹膜3~5 cm(图12-43),分离髂总动脉及髂内动脉周围的疏松组织,并将输尿管向一侧推开,充分暴露髂总动脉分叉处(图12-44),轻柔提起髂内动脉鞘,再用分离钳稍游离髂内动脉与髂外静脉、髂内静脉之间疏松组织(图12-45),注意勿过深,

钳夹 7 号丝线由外向内、向下在距髂内、外动脉分叉下 2.5 cm 处轻轻从髂内动脉后侧穿过(图 12-46),为避免结扎后干(后干的臀上动脉位置比较高),要求在髂内动脉起始点下 2 cm 处结扎(图 12-47),不剪断血管。结扎左侧髂内动脉前应将结肠向内侧牵引推开(图 12-48)。同法处理左侧髂内动脉(图 12-49)。结扎前后为防误扎髂外动脉,术者可提起缝线并收紧使其暂时阻断血流,常规嘱台下两人触摸患者该侧足背动脉或股动脉确定有搏动无误,即可结扎两次,必须小心,勿损伤髂内静脉,否则会加剧出血程度。多数情况下双侧结扎比单侧结扎效果好,止血可靠。待其余手术步骤完成后松开活结,观察 10 min,盆腔内无明显异常则可结束手术。

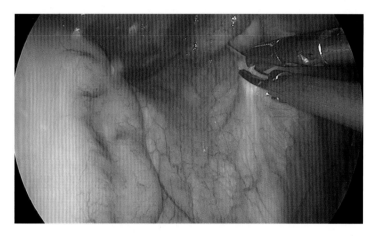

图 12-43　纵向切开后腹膜(右侧)

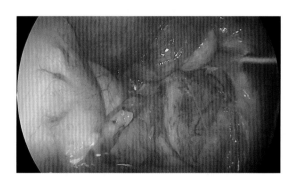

图 12-44　充分暴露髂总动脉分叉处(右侧)

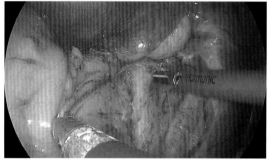

图 12-45　分离髂内动脉与髂外静脉、髂内静脉之间疏松组织(右侧)

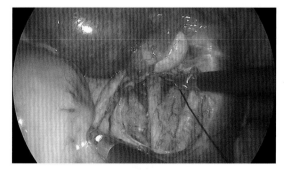

图 12-46　钳夹 7 号丝线穿过髂内动脉(右侧)

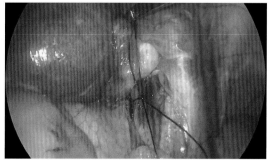

图 12-47　于髂内动脉起始点下 2 cm 处结扎(右侧)

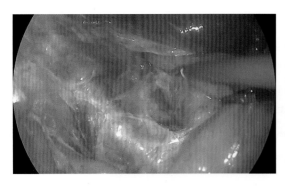

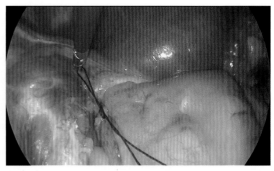

图 12-48　处理左侧髂内动脉前向内侧推开结肠　　　　图 12-49　同法处理左侧髂内动脉

（四）手术并发症及预防

1. 盆腔器官缺血坏死　一般髂内动脉结扎后不久，侧支循环即建立，在绝大多数情况下，盆腔器官如子宫、输尿管、膀胱、直肠及臀部肌肉仍有足够血液供应不至于发生坏死，而且保持正常的生理功能。Ger 等发现当双侧髂内动脉结扎后其静脉压会降低，原因为短时间内侧支循环无法有效建立，因此在结扎双侧髂内动脉后，一些患者会在会阴部、臀部和下腹部感觉到短暂的缺血性疼痛，极少数患者甚至出现局部坏死。因此，永久性髂内动脉结扎应谨慎应用于血管硬化或可能存在侧支循环障碍的患者，尤其是老年患者。

2. 泌尿系统损伤　因输尿管与盆腔血管毗邻，在阻断髂内动脉或子宫动脉时，有误伤、误扎输尿管的可能，因此了解输尿管走行非常重要。术中要警惕输尿管损伤的可能，常规观察输尿管蠕动情况，术野是否有尿液渗漏及小便性状、尿量。偶有膀胱侧支循环建立较晚而发生术后排尿困难等现象，短期内多可自行恢复。对于接受盆腔放疗者，侧支循环难以建立，尿瘘发生风险增高。

3. 盆腔静脉损伤　髂总动脉分叉处是盆腔分离最危险的区域。通常盆腔动脉出血容易控制，动脉血管壁厚不易进一步撕裂，根据血管喷血方向容易找到出血点。盆腔静脉管壁薄、脆性大，且走行迂曲、隐匿，分布范围大，吻合支丰富，出血量变化大，可从微不足道的出血发展为危及生命的大出血。髂外静脉、髂内静脉及其主要分支、吻合支损伤，往往是造成难以控制盆腔致命性大出血的"罪魁祸首"。对于盆腔静脉出血，切不可盲目缝扎和电凝止血，因盆腔静脉压力低，可采用纱布压迫止血，如能清楚看到血管破裂口，可用无损伤缝线缝合修补血管破裂口。

4. 误扎髂外动脉　髂外动脉一旦发生误扎，可造成患肢缺血性坏死，导致终身残疾。结扎前，可嘱台下助手触摸足背动脉、股动脉搏动，排除误扎髂外动脉的可能。一旦发现误扎，立即松解结扎带。只要术者熟悉髂内动脉及其周围解剖，掌握结扎术的适应证，严格按操作方法进行，仔细操作即可有效避免并发症的发生。

（岳　艳　邢　琦）

第十节 宫颈环扎术

一、适应证

宫颈短不能经阴道环扎宫颈者;有典型宫颈功能不全病史且经阴道环扎宫颈失败者;诊断为宫颈功能不全要求行单孔腹腔镜宫颈环扎术者。

二、禁忌证

存在生殖道感染者;因感染、遗传、免疫等因素导致流产或早产患者;有多次手术史,可能有盆腔严重粘连者;肥胖(BMI>35 kg/m²)者;孕周>10 周者。

三、手术操作与技巧

宫颈功能不全指宫颈解剖结构或功能异常,导致在足月妊娠前出现进行性、无痛性宫颈缩短,颈管扩张及漏斗状宫颈,妊娠中晚期无法维持妊娠,发生率为 0.1%~1%,是复发性妊娠中晚期流产及早产的重要原因。

病因尚不完全明确,目前认为可能是子宫峡部括约肌结构缺陷或功能障碍,致使其无法维持妊娠至足月。作为临床诊断性疾病,目前尚无统一客观的诊断标准。目前主要结合病史、典型临床表现及超声检查结果做出临床诊断。典型临床表现为妊娠中晚期无明显宫缩、进行性的宫颈缩短和颈管扩张,伴或不伴胎膜早破。妊娠 24 周前宫颈长度<25 mm 时,提示有发生宫颈功能不全的风险。

宫颈环扎术是目前治疗宫颈功能不全的唯一术式和有效方法。分为预防性宫颈环扎术和紧急环扎术。手术途径有经腹和经阴道,手术时机有妊娠前和妊娠后。

预防性宫颈环扎术又称择期环扎术,基于病史指征(妊娠中晚期流产或早产史)及超声检查指征(非偶发性的妊娠 24 周前宫颈长度<25 mm)实施。术前需充分考虑患者前次流产孕周,对于流产孕周逐次提前的患者,是否实施环扎及何时环扎要慎重考虑。

预防性宫颈环扎术可经阴道或经腹施行。MeDonald 和 Shirodkar 式是经阴道环扎的两种主要术式,通常于妊娠 12~14 周进行。目前,尚无证据显示这两种术式孰优孰劣,但 Shirodkar 术式继发的剖宫产风险可能稍高。

有典型宫颈功能不全病史且经阴道环扎手术失败者,可考虑行预防性经腹环扎术。广泛性宫颈切除术后有生育要求的女性也被纳入该术式的指征范围。可利用腹腔镜或开腹路径来实施,通常于妊娠前或妊娠 10~14 周施术。目前腹腔镜下经腹环扎术以其微创优势似乎更受推崇,但无论选择何种手术路径,术者需具备丰富的宫颈环扎手术经验。

我国学者姚书忠大力推广腹腔镜下宫颈环扎术,该术式主要是先打开膀胱腹膜反折,暴露子宫血管后再环扎宫颈,步骤如下。

非妊娠期:术中用举宫器上推子宫,取下腹两侧 2 个穿刺孔操作,切开膀胱腹膜反折,下推膀胱,暴露子宫峡部及两侧的子宫血管,用 Mersilene 带(两端带针聚丙烯环扎带)分别在子宫峡部与子宫血管之间由前往后进针行宫颈环扎术(注意避免穿透宫腔)。术着在子宫峡部后方打结,助手在下方用 Hergar 扩宫棒试探宫颈松紧度,以直径 6 mm 扩宫棒能顺利通过且无阻力为宜,环扎 2 次;同时行腹腔镜下输卵管通液,了解输卵管是否通畅,进行宫腔镜检查,了解宫腔情况及缝线有无穿透宫腔。

妊娠早期:取下腹两侧 3 个穿刺孔操作,用宫颈钳钳夹宫颈并上推子宫,用超声刀将圆韧带剪断,顺势剪开阔韧带无血管区,打开膀胱腹膜反折,稍下推膀胱,暴露子宫峡部宫旁血管,分离宫颈内口水平宫旁间隙,用 Mersilene 带分别在宫旁间隙,由后向前进针,在子宫峡部前方打结。打结后将环扎带的穿刺针自血管内侧由前向后穿刺,绕过宫颈后方,再自子宫峡部另一侧血管内侧由后向前穿刺,到达子宫峡部前方,完成双重环扎。

黄晓武采用极简式腹腔镜宫颈环扎术,手术时间短,步骤简单,容易掌握。手术步骤如下。

(1) 体外将 Mersilene 带的弯针扳直,台下用举宫器摆动子宫和上推子宫以暴露子宫峡部,Mersilene 带进针点在子宫骶韧带外侧子宫峡部、子宫血管内侧,由后向前贯穿缝合(图12-50)。

(2) 出针点为膀胱腹膜反折、子宫峡部、子宫血管内侧(图 12-51)。

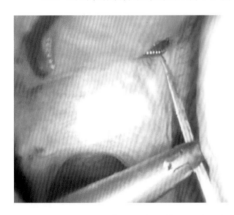

图 12-50 Mersilene 带进针点在右侧子宫骶韧带外侧子宫峡部、子宫血管内侧,由后向前贯穿缝合

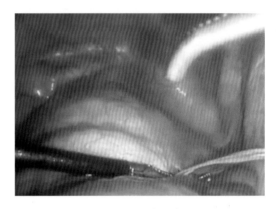

图 12-51 出针点

(3) 对侧手术步骤相同(图 12-52)。

(4) 确认环扎带无扭曲,在子宫峡部前方打方结(图 12-53),台下以仅 6 号宫颈扩张器通过宫颈无阻力为松紧标准。

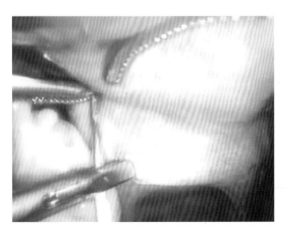

图 12-52 左侧进针方法同右侧

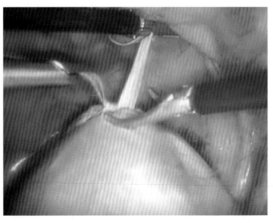

图 12-53 子宫峡部前方打方结

（5）行宫腔镜检查,确定缝带是否穿透宫颈及宫腔一般情况。

王祎祎等开展"经阴道拆除式"腹腔镜下宫颈环扎术,优点是如果患者发生难免流产或者分娩,可以经阴道拆除环扎线,避免经腹拆除宫颈环扎线。手术步骤如下。

（1）经阴道放置 Mersilene 带:体外将 Mersilene 带的弯针扳直,用阴道拉钩暴露宫颈及阴道前后穹隆,持针器夹持针体末端于阴道后穹隆 4 点钟位置紧贴宫颈纵轴方向进针,进针方向偏左偏上,以保证针走行位于左侧宫颈旁子宫动脉内侧无血管区(图 12-54),腹腔镜下监视,见针头经宫颈左侧缘与子宫膀胱腹膜反折交界处出针(图 12-55),腹腔镜下钳夹针体向腹腔方向牵拉带出 Mersilene 带,于宫颈内口水平环绕宫颈前方。

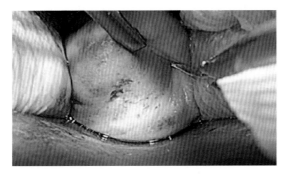

图 12-54　阴道后穹隆 4 点钟位置紧贴宫颈纵轴方向进针,进针用力方向偏左偏上

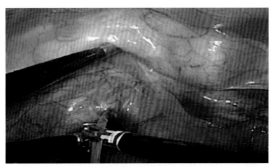

图 12-55　针头经宫颈左侧缘与子宫膀胱腹膜反折交界处出针

（2）经阴道放置气腹针:用宫颈钳钳夹宫颈,使宫颈延展,于阴道后穹隆 7 点钟位置紧贴宫颈纵轴方向进气腹针(图 12-56)。进针方向偏右偏上,以保证针走行位于右侧宫颈旁子宫动脉内侧无血管区。腹腔镜监视下,于宫颈右侧缘与子宫膀胱腹膜反折交界处出针(图 12-57),与左侧相对应。

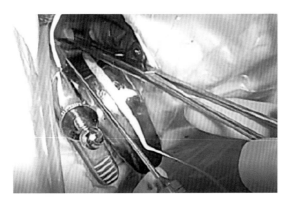

图 12-56　在阴道后穹隆 7 点钟位置紧贴宫颈纵轴方向进气腹针

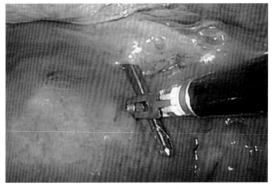

图 12-57　气腹针于宫颈右侧缘与子宫膀胱腹膜反折交界处出针

（3）经气腹针套管鞘引出 Mersilene 带:经阴道将气腹针针芯旋松取出(图 12-58)。腹腔镜下夹持盆腔内的 Mersilene 带针体,插塞于气腹针套管鞘内(图 12-59)。气腹针套管鞘携带插至套管鞘内的环扎带针体向阴道方向退出,退出过程中由助手在腹腔镜下持持针钳钳夹针尾,使针尖塞在气腹针套管鞘内,防止针体脱落。经阴道撤出气腹针套管鞘连同 Mersilene 带针体,牵拉出 Mersilene 带(图 12-60)。腹腔镜下调整 Mersilene 带位置,使 Mersilene 带经宫颈前方平整环绕宫颈膀胱腹膜反折水平(图 12-61)。

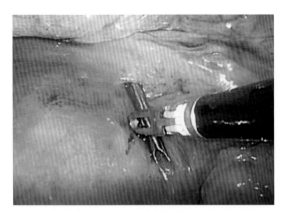

图 12-58 取出气腹针针芯

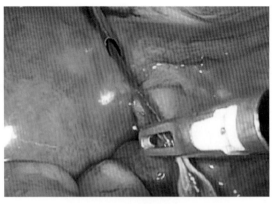

图 12-59 将 Mersilene 带针体插塞于
气腹针套管鞘内

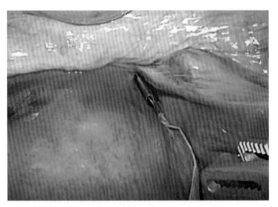

图 12-60 套管鞘内的 Mersilene 带针体向
阴道方向退出

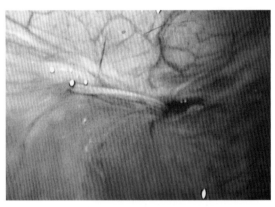

图 12-61 Mersilene 带经宫颈前方平整环绕
宫颈膀胱腹膜反折水平

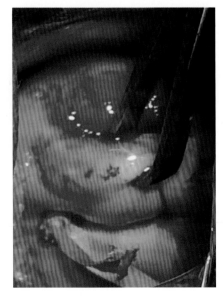

图 12-62 于阴道后穹隆收紧 Mersilene 带，
打 5 个外科结

（4）固定 Mersilene 带和打结：于阴道后穹隆收
紧 Mersilene 带，打 5 个外科结，距离打结处约 0.5 cm
处剪去多余环扎带（图 12-62）。

随着单孔腹腔镜手术在全球的推广，单孔腹腔镜
手术可用于经腹的预防性宫颈环扎。手术步骤和部
位与多孔腹腔镜手术一致。手术是否成功主要取决
于术者对解剖结构的掌握程度和对单孔腹腔镜手术
的熟练程度。

单孔腹腔镜宫颈环扎术的手术步骤如下：

（1）取脐孔纵向切开，长约 2 cm，置入单孔入路
平台。非妊娠期患者可使用举宫器，以方便子宫
移动。

（2）体外将 Mersilene 带的弯针扳直，在举宫器
上方子宫骶韧带外侧、子宫峡部、子宫血管内侧由后
向前，从膀胱腹膜反折处出针。

（3）同法处理对侧。

（4）保持 Mersilene 带平铺于子宫峡部，在子宫峡部前方打结。

术中注意事项和手术技巧：

（1）非妊娠期环扎，应根据阴道的宽度和宫颈的大小使用合适的举宫器。举宫器宫腔深度可比测量的宫腔深度小 1 cm，以免台下举宫用力导致子宫穿孔。初学者进行宫腔镜检查时，避免 Mersilene 带穿透宫腔。

（2）举宫器向上向前以暴露子宫骶韧带、子宫峡部和膀胱腹膜反折，进针点在举宫器上方子宫骶韧带外侧无血管区，熟悉解剖结构是手术成功的关键。

（3）妊娠期环扎时，不能使用举宫器，可以用宫颈钳钳夹宫颈，轻柔向上推举宫体，或者使用宫颈钳钳夹纱布分别上顶阴道前穹隆和阴道后穹隆，以暴露膀胱腹膜反折和子宫骶韧带，如附件影响术野，必要时用 2-0 可吸收线在无血管区腹壁悬吊圆韧带和附件。

四、拆除环扎带时机

建议择期剖宫产时拆除，如有二胎生育要求，可以不拆除。不建议有宫缩后手术。如果妊娠中期发生难免流产需终止妊娠，可经腹部或者腹腔镜拆除环扎带。

（阳　艳）

第十三章
单孔腹腔镜手术在恶性肿瘤中的应用

第一节　盆腔淋巴结清扫术

盆腔淋巴结清扫术

盆腔淋巴结清扫术(PLND)是指切除预期淋巴转移累及高发区域所有的脂肪淋巴组织。目的是切除引流盆腔器官的大部分淋巴组织。应根据具体情况切除髂外、髂内、髂间、闭孔、髂总、骶前与腹主动脉旁淋巴结。

（一）盆腔的淋巴回流

1. 外生殖器的淋巴回流　外阴淋巴回流至腹股沟浅淋巴结,再至腹股沟深淋巴结(股深淋巴结),汇入闭孔、髂内淋巴结等。

2. 子宫的淋巴回流　宫体与宫颈的淋巴回流不尽相同。

（1）宫体淋巴回流:有五条通路。①子宫底部淋巴常沿阔韧带上部淋巴网,经骨盆漏斗韧带至卵巢、向上至腹主动脉旁淋巴结。②子宫前壁上部淋巴沿圆韧带回流到腹股沟淋巴结。③子宫下段淋巴回流至宫旁、闭孔、髂内、髂外及髂总淋巴结。④子宫后壁淋巴可沿子宫骶韧带回流至直肠淋巴结。⑤子宫前壁淋巴也可回流至膀胱淋巴结。

（2）宫颈淋巴回流:宫颈淋巴主要经宫旁、闭孔、髂内、髂外及髂总淋巴结回流至腹主动脉旁淋巴结和(或)骶前淋巴结。

3. 卵巢的淋巴回流　有三条通路。①沿卵巢骨盆漏斗韧带回流入卵巢淋巴管,向上回流至腹主动脉旁淋巴结。②沿卵巢门淋巴管达髂内、髂外淋巴结,再经髂总淋巴结至腹主动脉旁淋巴结。③偶沿圆韧带入髂外淋巴结及腹股沟淋巴结。

（二）盆腔淋巴结的解剖标志及清扫范围

1. 盆腔淋巴结清扫范围　如下。

（1）上界:髂内、外动脉分叉处以上 3 cm 处(含髂内动脉)。

（2）下界:旋髂深静脉横跨髂外动脉处。

（3）外界:腰肌表面。

（4）内界:闭锁脐动脉输尿管外侧。

（5）底部:闭孔窝。

2. 盆腔淋巴结解剖位置 如下。

(1) 髂总淋巴结:上界,主动脉分叉或第 4～5 腰椎间隙;下界,髂总动脉分叉;前界,髂总动、静脉前 7 mm;后界,第 5 腰椎椎体和骶骨岬;外侧界,髂总动、静脉旁 7 mm(腰大肌)。

(2) 髂内淋巴结:上界,髂总动脉分叉;下界,尾骨肌上缘或坐骨棘。

(3) 髂外淋巴结:上界,髂总动脉分叉;下界,股骨头上缘。

(4) 骶前淋巴结:上界,髂总动脉分叉;下界,第 2 骶椎(S2)下缘或梨状肌上缘。

(5) 闭孔淋巴结:上界,骶髂关节的下界(连接髂内区);下界,闭孔上部(股骨颈上缘)。

女性盆腔淋巴结分布情况见图 13-1。

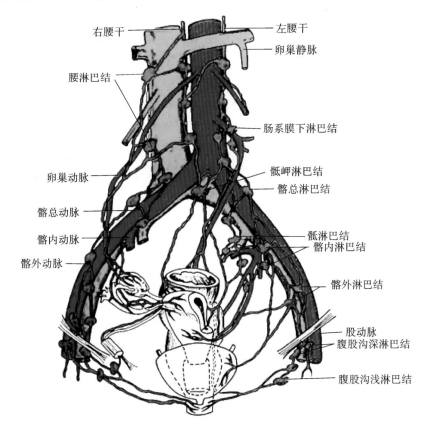

图 13-1 女性盆腔淋巴结分布情况

(三) 临床应用

1. 宫颈癌 腹腔镜下淋巴结清扫术可用于 FIGO ⅠA2 或 ⅠB1 期(直径＜2 cm),要求保留生育功能的患者;局部晚期(ⅡB～ⅣA)行腹膜后淋巴结清扫术可选择腹腔镜或腹膜外途径(2B 类)。

2. 子宫内膜癌 子宫内膜癌分期手术可选择腹腔镜手术、机器人手术、经阴道手术及开腹手术。微创手术是首选的手术方式。切除任何可疑或增大的淋巴结:深肌层浸润(≥1/2 肌层)、高级别(G3 级,低分化,实性生长区＞50%)、特殊类型(浆液性腺癌、透明细胞癌或者癌肉瘤)需行盆腔淋巴结＋腹主动脉旁淋巴结清扫术并达肠系膜下动脉或肾血管水平。但满足以下低危淋巴转移因素的患者,可以考虑不行淋巴结清扫术:①肌层浸润深度＜1/2;②肿瘤直径＜2 cm;③G1 级(高分化,实性生长区≤5%)或 G2 级(中分化,实性生长区占 6%～50%)。

此外,有深肌层浸润、子宫内膜样腺癌 G3、浆液性腺癌、透明细胞癌等高危因素的患者,还需行腹主动脉旁淋巴结清扫术。

3. 卵巢癌 腹腔镜下淋巴结清扫术仅用于早期卵巢癌分期手术。

（四）手术步骤及技巧

（1）利用超声刀从右髂总动脉分叉上方 3 cm 水平处沿髂外动脉、输尿管走行剪开腹膜,暴露盆腔侧间隙,清除右侧腰大肌外侧 2 cm 处的脂肪组织,暴露生殖股神经、输尿管、髂血管区域(图 13-2)。

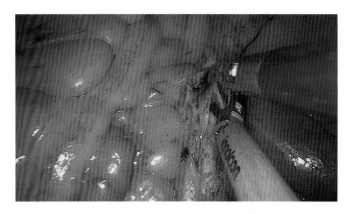

图 13-2 超声刀于髂总动脉分叉上方 3 cm 水平处打开腹膜

（2）沿髂血管自上而下切除右髂总血管区、右髂外血管区、腹股沟深淋巴结及右髂内血管区淋巴结(图 13-3)。

（3）提起膀胱闭锁支即髂内动脉终末支,向内下推开膀胱,显露闭孔窝,暴露闭孔神经,沿闭孔神经前自下而上用超声刀切除右侧闭孔区淋巴结(图 13-4)。同法处理左侧盆腔淋巴结。

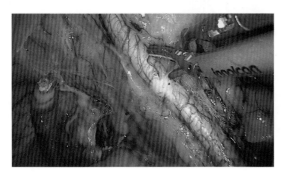
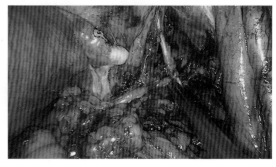

图 13-3 超声刀切除髂血管区周围淋巴结　　　　　图 13-4 切除闭孔区淋巴结

单孔腹腔镜盆腔淋巴结清扫术的操作相对较为困难,熟悉解剖是前提,掌握操作技巧是保障。器械应合理搭配,长和短相互配合。操作上应交叉操作、前后操作,即牵右切左(牵左切右)、牵后切前、牵远切近。善于利用悬吊牵引的第三只手,可以通过吊线向内侧牵拉圆韧带或髂内动脉终末支,以充分暴露闭孔区,利于淋巴结清扫。

（五）并发症

1. 大血管损伤 术中大血管损伤的发生率很低(<1%),可能损伤髂总静脉、髂内静脉、髂外静脉、闭孔动静脉、膀胱上动脉等,其中髂内静脉和髂外静脉损伤比较常见。

2. 闭孔神经损伤 常见的术中神经损伤类型,包括完全横断、部分横断和热损伤,发生率为 0～1.3%,约 80% 的损伤发生在闭孔神经近端,20% 发生在闭孔神经远端,临床表现为股内收肌群功能障碍以及股内侧的感觉丧失,腹股沟内侧部分区域疼痛以及同侧内收肌无力。神经损伤后恢复较慢,如未能在术中发现损伤并及时修复,神经损伤的恢复时间大概需要 1 年。如术中及时修复,将促进神经愈合,患者术后往往无神经损伤症状,预后良好。无论哪种类型的闭孔神经损伤,修复的主要方式均是无张力端端吻合,如果不能实现无张力端端吻合,可考虑神经移植。

3. 输尿管损伤 宫颈癌手术中输尿管损伤发生率为 0.3%～1.7%。输尿管易在以下部位发生损伤:骨盆漏斗韧带上约骨盆缘处、与子宫动脉相交处、打开输尿管隧道处、子宫骶韧带旁及膀胱入口附近。术中如发现有较多清亮渗液,输尿管扩张或不蠕动,输尿管呈紫黑色,需警惕输尿管损伤可能。术中怀疑输尿管损伤应立刻静脉注射染料如靛胭脂和亚甲蓝溶液,也可行逆行肾盂造影,便于同时排除并存的膀胱阴道瘘。大部分与盆腔淋巴结清扫术相关的输尿管损伤患者可通过术中修补和放置输尿管支架获得良好预后。

4. 肠管损伤 术中肠管损伤较罕见。术中应早期识别并及时缝合修补,其原则与小肠修补术类似,建议横向(垂直于肠纵轴的方向)修复以减少肠管狭窄的风险。肠管损伤的术后症状和体征包括发热、腹痛、腹胀、腹膜炎、腹部脓肿、直肠阴道瘘等。术后需严密观察,出现相关症状需及时明确诊断和处理,积极联系胃肠外科会诊。

5. 淋巴水肿 淋巴系统发育异常或受损,导致部分组织液回流受阻,在间质内积聚,并引起软组织肿胀、慢性炎症、反应性组织纤维化和异常脂肪沉积。淋巴水肿分为原发性淋巴水肿和继发性淋巴水肿,淋巴结清扫术是恶性肿瘤治疗后继发淋巴水肿的常见原因。

(六)注意事项

(1)术者应良好评估患者一般情况及手术的复杂程度,严格把握手术适应证和禁忌证,进行充分的术前影像学评估(如 MRI、PET-CT),做到"心中有数"。

(2)术者需要具有良好的单孔腹腔镜手术操作技巧和术中应变能力,熟悉器械的使用和损伤原理,对于困难(复发)淋巴结清扫应善于利用间隙,见"缝"插"刀",做到"手下有准"。

(3)对于术中、术后可能发生的不良情况应予以相应的预防性措施,并进行良好的医患沟通,做到"有备无患"。

(冯同富 杜 欣)

第二节 腹主动脉旁淋巴结清扫术

腹主动脉旁淋巴结清扫术(PALN)主要用于子宫内膜癌、卵巢癌患者及部分宫颈癌患者。腹主动脉旁淋巴结包括下腔静脉淋巴结和腹主动脉淋巴结。静脉越靠近心脏,管壁就越薄,且血管越粗,一旦发生血管壁损伤,则十分凶险。单孔腹腔镜腹主动脉旁淋巴结清扫术要求术者掌握开腹手术的操作要领,要有单孔腹腔镜手术操作技能。由于子宫内膜癌患者相对比较肥胖,其大网膜、肠系膜可能会遮挡部分操作部位,术中无助手协助,故要求术

腹主动脉旁
淋巴结清扫术

者拥有更高的操作技能,动作精准,既要暴露好手术操作的部位,又要进行牵拉、切割、止血等操作,此外,还应进行预处理以避免手术并发症的发生。

（一）解剖结构

腹主动脉又称主动脉腹部,是降主动脉位于腹腔内的一段,平第 12 胸椎椎体高度,自膈的主动脉裂孔处接续胸主动脉,沿脊椎的左前方下降至第 4 腰椎椎体下缘高度分为左、右髂总动脉和骶中动脉。腹主动脉居于腹膜后方,其右侧有下腔静脉,前方有十二指肠下部、胰、小肠系膜根。腹主动脉的沿途分壁支和脏支两种。壁支较细小,主要有膈下动脉和腰动脉,它们主要分布于膈的下面、腰部、腹前外侧的肌肉、皮肤等处。脏支比较粗大,分为成对与不成对的脏支两种,每种各有三支。成对的脏支自上而下为肾上腺中动脉、肾动脉和精索内动脉或称睾丸动脉（女性为卵巢动脉）。不成对的脏支自上而下为腹腔动脉、肠系膜上动脉和肠系膜下动脉。它们主要分布于腹腔内不成对的脏器（肝、胆、胰、脾和胃肠）。

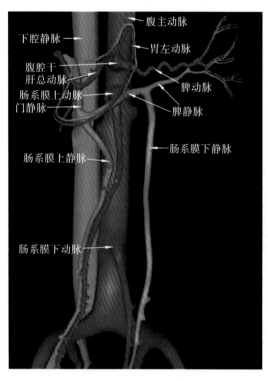

图 13-5　腹主动脉旁血管分布

腹主动脉旁淋巴结清扫时以肾动静脉为上界,腹主动脉分叉为下界,两侧有输尿管、卵巢动静脉及肾脏,前后主要是血管、肠管及神经组织;由腹主动脉分出的血管包括肾上腺动脉、肾动脉、卵巢动脉、腹腔干、肠系膜上动脉及肠系膜下动脉。腹主动脉旁淋巴结分高位区和低位区,肠系膜下动脉与肾静脉之间的区域称高位区;腹主动脉分叉处与肠系膜下动脉之间的区域称低位区。腹主动脉旁淋巴结按其与血管的位置,可分为腹主动脉左侧淋巴结、腹主动脉前淋巴结、腹主动脉下腔静脉间淋巴结、下腔静脉前淋巴结及下腔静脉右侧淋巴结。左、右侧引流也有所区别:右侧宫底及宫体主要引流至腹主动脉下腔静脉间淋巴结,少数注入下腔静脉右侧淋巴结或下腔静脉前淋巴结,极少数注入腹主动脉分叉下的淋巴结;左侧宫底及宫体主要引流至腹主动脉左侧淋巴结,少数引流至腹主动脉前淋巴结。

腹主动脉旁血管分布和淋巴结分布见图 13-5、图 13-6。

（二）手术步骤及要点

1. 手术步骤

（1）采用超声刀从腹主动脉至右髂总动脉由上至下打开腹膜,向上打开腹膜至十二指肠水平（图 13-7）。

（2）辨认右侧输尿管走行,于腹主动脉分叉上方 4 cm 处开始由上至下用超声刀切除腹主动脉及下腔静脉表面,以及腹腔静脉右侧的淋巴脂肪组织至髂总动脉旁（图 13-8）。

（3）游离肠系膜下动脉,于腹主动脉旁辨认输尿管走行,推开输尿管,充分暴露腹主动脉左侧淋巴结,从肠系膜下动脉至髂总动脉由上至下对腹主动脉左侧淋巴结进行清扫。

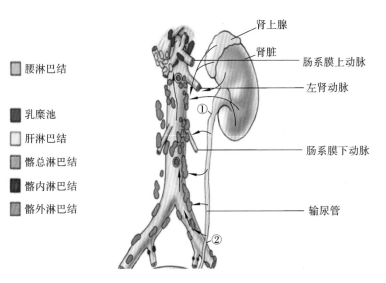

图 13-6 腹主动脉旁淋巴结分布

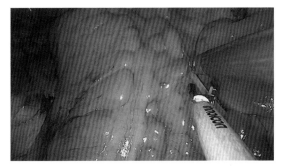

图 13-7 超声刀打开腹主动脉鞘

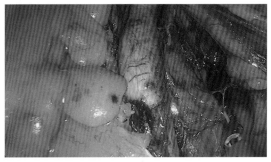

图 13-8 超声刀切除腹主动脉及下腔静脉表面,以及腹腔静脉右侧的淋巴脂肪组织至髂总动脉旁

2. 操作要点

(1) 暴露是前提和关键,必须保持术野清晰,不能"雾里看花",否则更容易损伤大血管和分支。

(2) 循序渐进,稳切稳凝:清扫腹主动脉旁淋巴结是一条"披荆斩棘"的路,要一厘米一厘米地前进。充分打开后腹膜、血管鞘膜,暴露出腹主动脉手术区,依次清扫腹主动脉前淋巴结、腹主动脉下腔静脉间淋巴结、下腔静脉前淋巴结、下腔静脉右侧淋巴结、腹主动脉左侧淋巴结。超声刀和百克钳交替电切电凝,充分闭合小血管、毛细淋巴管。

(3) 避免牵拉、撕脱:下腔静脉壁很薄,在清扫下腔静脉表面的淋巴结时切忌牵拉,左手提拉要张弛有度,超声刀沿着间隙锐性分离,避免撕破下腔静脉造成大出血。

(4) 借助腹壁外吊线提吊腹膜以利于暴露。

(三) 并发症

1. 大血管损伤 腹主动脉旁淋巴结清扫时,由于周围血管都比较粗大,且部分淋巴结位于大血管之间,因此,术中大血管损伤的风险较高。加之,部分血管存在变异情况,如从腹主动脉直接分支的腰动脉位置不定,肾动脉也有可能位于肾静脉的上方、下方或后方,这些均使手术风险提高了不少。因此,手术时应仔细操作,辨识清楚。

2. **淋巴漏** 乳糜池是胸导管起始处的膨大部,由肠干和左、右腰干汇合而成,之后再注入左锁骨下静脉而汇入血液。乳糜池(距离腹腔干根部和肠系膜上动脉根部分别为 39 mm 和 47 mm)、胸导管起始端的位置均较深(位于椎体的右前方,被膈的右脚遮盖),一般不易显露,在腰干、肠干汇合成乳糜池前,淋巴管常在腹主动脉周围淋巴结间反复形成环形迂回通路,这可能是腹主动脉旁淋巴结清扫术容易引起淋巴漏的解剖学因素。

3. **输尿管损伤** 周围脏器损伤中最常见的是输尿管损伤,尤其是存在粘连时更易受损。术中一定要分离出输尿管周围结构,切不可盲目切除,如果发生输尿管误扎、误夹或误切,应根据损伤的部位、大小而采用不同的修复手术,在修复后放置输尿管导管作为支架,以利于愈合。

(四)注意事项

(1)首先该术式要求术者全面掌握各种妇科手术的操作要领,同时要掌握多孔腹腔镜手术和开腹手术的操作技巧,并在动物实验中进行多次操作,熟练掌握手术操作后,可缩短手术操作的时间。

(2)单孔腹腔镜手术没有助手协助完成,暴露、牵拉、切割、止血等操作均需要术者独立完成,手术过程中要求操作非常精准,以减少术中出血。

(3)单孔腹腔镜手术存在视野盲区,这就要求扶镜者很好地配合术者,理解术者的操作意图,避开手术盲区,使术者可以得心应手地完成手术,但扶镜者不能过度摆动,要相对稳定,否则微小的晃动就可能导致血管撕裂,引起出血。

(冯同富 杜 欣)

第三节 经脐单孔腹腔镜大网膜切除术

经脐单孔腹腔镜
大网膜切除术

一、概述

单孔腹腔镜手术(LESS)已成功应用于早期子宫内膜癌及早期宫颈癌的治疗。2009 年 Fader 等首次描述了 LESS 用于 13 例妇科肿瘤患者的处理,9 例进行了腹腔镜手术,4 例进行了机器人手术。手术包括子宫内膜癌分期术(1 例),卵巢癌分期术(1 例),腹膜后盆腔淋巴结清扫术(1 例),低风险的筋膜外子宫切除术/双侧输卵管卵巢切除术(2 例)等。王延洲等报道,采用经脐单孔腹腔镜手术(TU-LESS)对 53 例早期宫颈癌患者进行广泛性子宫切除术及盆腔淋巴结清扫术,除了 1 例因术中探查发现合并IV期子宫内膜异位症转为多孔腹腔镜手术以外,其余 52 例成功完成;此外,该团队还完成了 14 例卵巢癌患者的 TU-LESS。TU-LESS 是基于近年来经自然腔道内镜手术(NOTES)的基本理念发展起来的,其利用人体脐部的天然瘢痕进行手术,避免了经胃、阴道或直肠的感染问题。笔者认为,TU-LESS 相对于传统多孔腹腔镜手术的明显优势在于:①在切口保护套的作用下,有效减少或避免了恶性肿瘤细胞在切口部位的种植转移;②术中使用取物袋,先将标本置于取物袋再经脐部切口取出,可方便、完整地取出标本,且避免了因肿瘤破裂导致的肿瘤细胞播散;③因切口单一,有效减少了术后腹腔粘连,有利于保护年轻女性的生育功能;④术后患者疼痛轻,伤口隐蔽美观,满足了年轻女性切口"无瘢痕"需求;⑤减少了术者对助手的依赖，传统多孔腹腔镜恶性肿瘤手术需要助手良好的配合，TU-LESS除扶镜者外仅由术者单人操作，术中可通过缝线悬吊和特殊的牵拉协助暴露，比配合不佳的助手暴露更加精确稳定。本节就经脐单孔腹腔镜大网膜切除术予以介绍。

二、适应证与禁忌证

（一）适应证

（1）Ⅱb期以下的特殊类型的子宫内膜癌（浆液性癌、透明细胞癌和癌肉瘤）。

（2）适宜的Ⅰ、Ⅱ期卵巢癌可由有经验的妇科肿瘤医生实施LESS。

（3）适宜的Ⅰ、Ⅱ期卵巢交界性肿瘤，尤其是年轻女性患者。

（二）禁忌证

（1）患者全身情况差，不能耐受麻醉或腹腔镜手术。

（2）患者有多次腹部手术史或伴有严重的盆腹腔粘连。

（3）Ⅲ期或Ⅳ期子宫内膜癌患者。

（4）Ⅲ期或Ⅳ期卵巢癌患者。

三、手术步骤

（1）麻醉和体位：采用气管插管静脉复合麻醉，麻醉后取膀胱截石头低（15°～30°）臀高位。

（2）建立气腹：腹部消毒铺巾，用两把巾钳外翻提起脐轮，尖刀沿脐部正中纵向切开皮肤2～3 cm，逐层进腹，放入切口保护套撑起腹部，连接单孔腹腔镜操作软鞘管后连接气腹平台，充入CO_2气体至腹腔压力达12 mmHg。

（3）抽取腹腔积液或腹腔冲洗液进行脱落细胞学检查：抽取腹腔积液行细胞病理学检查。如无腹腔积液，则用100～200 ml生理盐水冲洗盆腔，抽取冲洗液行细胞病理学检查。

（4）全面探查盆腹腔，评估大网膜病灶累及情况。

（5）沿横结肠切除大网膜：将患者体位由头低臀高位改为头高臀低位，用分离钳钳夹上提大网膜，在横结肠中部距横结肠约0.5 cm处用超声刀切开大网膜后叶，沿着横结肠向右侧逐步切除大网膜，直达肝曲处。再沿横结肠向左侧逐步切除大网膜，直达脾曲处。脾曲处大网膜常与脾粘连，避免过度牵拉导致脾损伤（图13-9至图13-11）。

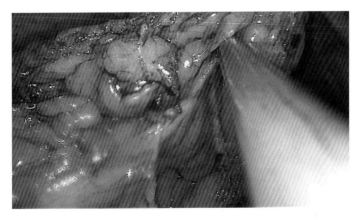

图13-9 于横结肠中部切开大网膜后叶

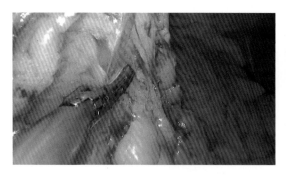

图 13-10　切除大网膜达肝曲

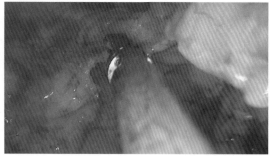

图 13-11　切除大网膜达脾曲

（6）取出标本：将标本置于取物袋内经脐部切口取出。

（7）检查盆腹腔，如有出血则彻底止血。

（8）缝合脐部切口，重塑脐部外形。

四、手术技巧和难点

（1）为减少单孔腹腔镜下"筷子效应"带来的操作不便，可将手术器械置于镜体左右两侧，不仅可以避免在腹腔内外的相互干扰，而且可以据此形成一个小的操作三角，以利于手术进行。

（2）为方便手术操作，沿横结肠下缘向右侧切除大网膜达肝曲时，术者可站于患者左侧，接着向左侧切除大网膜达脾曲时，术者可站于患者右侧。术者也可以站在患者盆侧（两腿之间），扶镜者站于患者头端。

（3）为减少术中脏器损伤，术中超声刀不能过于贴近横结肠及脾门区，以免出现切割或止血时能量器械引起的热损伤，离正常器官表面 0.5～1 cm 切除大网膜较为安全。切除大网膜至脾曲时不宜过度牵拉，以免脾损伤。

（4）术中探查见大网膜粘连、挛缩时，需要钝锐性结合逐层先把大网膜的粘连分开，再切除大网膜，避免脏器损伤。

（岳　艳　杜　欣）

第四节　广泛性子宫切除术

广泛性
子宫切除术

广泛性切除和单纯性切除主要包括两层含义，一是对手术范围广度的要求，二是对于手术范围深度的要求。广泛性子宫切除术是最具代表性的妇科肿瘤手术，它是一种有规律可循的手术，甚至可以说是程序化的手术。宫颈癌手术的关键是清扫盆腔淋巴结的范围和数量是否足够、切除宫旁组织是否到位、切除阴道上段是否获得足够的无瘤切缘。广泛性子宫切除术的手术质量十分重要，直接决定患者预后。

（一）手术分型

手术治疗主要应用于早期（即ⅠA～ⅡA期）宫颈癌患者。手术包括子宫切除与淋巴结清扫两部分。不同的分期所需要切除的范围有所不同。为了更好地描述手术切除范围,多位学者提出了多种宫颈癌手术分型系统,其中 Piver 分型和 Q-M 分型是被国内外大多数学者所接受和采用的宫颈癌手术分型系统。

1. Piver 分型 1974 年提出的 Piver 分型至今仍广泛应用。

(1) Ⅰ型:筋膜外子宫切除术。适用于ⅠA1 期不伴有淋巴脉管间隙浸润(lymphovascular space invasion,LVSI)的患者。

(2) Ⅱ型:改良广泛性子宫切除术,切除范围还包括 1/2 子宫骶韧带、子宫主韧带和上 1/3 阴道。适用于ⅠA1 期伴有 LVSI 及ⅠA2 期患者。

(3) Ⅲ型:广泛性子宫切除术,切除范围包括毗邻盆壁切除子宫主韧带、从骶骨附着处切除子宫骶韧带及切除上 1/2 阴道。标准的宫颈癌根治手术,适用于ⅠB1、ⅠB2 期,选择性ⅠB3/ⅡA1 期患者。

(4) Ⅳ型:扩大根治性子宫切除术。适用于部分复发患者。

(5) Ⅴ型:盆腔脏器廓清术。适用于部分ⅣA 期及复发患者。

Piver 分型的不足:Ⅰ型并不是广泛性子宫切除术,Ⅴ型目前已经不再应用,Ⅲ型和Ⅳ型的分类理由不清楚。保留神经的广泛性子宫切除术、超广泛子宫切除术及保留生育功能的手术也未纳入上述分类。Piver 分型仅适用于开腹手术,未考虑到腹腔镜手术以及阴式手术。Piver 分型的解剖标志描述不甚清楚,执行较为困难,差异较大,难以统一标准,特别是宫旁切缘标志不清,手术范围很难控制。

2. Q-M 分型 为了更加准确地描述手术范围和制订更好的个体化手术方案,2008 年法国专家 Querleu 和 Morrow 在参考和咨询了世界各国的解剖学和宫颈癌手术医生的意见后,提出宫颈癌根治术的新分型,这种基于三维解剖结构的分型称 Q-M 分型。2015 年,美国 NCCN 指南建议采用 Q-M 分型。

Q-M 分型包含子宫切除的手术分型及淋巴结清扫分级两部分。其中手术分型仅与宫旁切除范围有关,宫旁切除范围以固定解剖结构为分界。

(1) A 型(宫颈旁最少切除型):切除宫颈旁组织至输尿管内侧(可以不打开输尿管隧道),但基本不切除宫颈外侧子宫骶韧带及膀胱子宫韧带,阴道切除不足 1 cm(临床实际切除 1 cm 时称为扩大子宫切除),不切除阴道旁组织。适用于ⅠA1 期不伴有 LVSI 的患者。

(2) B 型(切除宫颈旁组织达输尿管):切除宫颈旁组织至输尿管隧道水平,切除部分子宫骶韧带及膀胱子宫韧带,不切除宫颈旁组织中子宫深静脉下方的骶神经丛,阴道切除至少 1 cm(实际上切除 2 cm)。适用于ⅠA1 期伴有 LVSI 及ⅠA2 期患者。

①B1 型:如上描述。

②B2 型:如上描述并清扫宫旁淋巴结。

(3) C 型(切除宫颈旁组织至与髂内血管系统交界处):切除膀胱子宫韧带至膀胱水平,切除距肿瘤或宫颈下缘 1.5~2 cm(实际上切除 3 cm)的阴道及与之相关的阴道旁组织。适用于ⅠB1、ⅠB2 期,选择性ⅠB3/ⅡA1 期患者。

①C1 型:保留自主神经。

②C2 型:不保留自主神经。

(4) D 型(外侧扩大切除):切除宫颈旁组织达盆壁,血管达髂内血管系统之上,暴露坐骨神经根并完全游离。适用于部分ⅣA 期及复发患者。

①D1 型:切除宫颈旁组织达盆壁。

②D2 型:如上描述,并切除下腹下血管及附属筋膜或肌肉组织(盆腔内扩大切除)。

与 Piver 分型相比,Q-M 分型统一了术中应用的解剖学术语,应用解剖学标志作为宫旁切除范围的分级方法,明确了宫旁切除范围,是决定手术分型的标准。Q-M 分型包括了保留神经的手术、广泛性宫颈切除术和腹腔镜手术等一些手术新理念。Q-M 分型不仅在手术的描述上更为准确,也体现了手术的个体化治疗及保留功能的理念。但是 Q-M 分型并非尽善尽美,尚需进一步补充和完善。Q-M 分型是一种描述性分型,在临床指导上不能与 Piver 分型相比较。另外,Q-M 分型的切缘位置是人为规定的,并无组织病理学证据支持。

各类宫颈癌手术的分型比较见表 13-1。

表 13-1　各类宫颈癌手术的分型比较

项　　目	筋膜外子宫切除术	改良广泛性子宫切除术	广泛性子宫切除术
Piver 分型	Ⅰ 型	Ⅱ 型	Ⅲ 型
Q-M 分型	A 型	B 型	C 型
适应证	Ⅰ A1 期	Ⅰ A1 期+LVSI(+),Ⅰ A2 期	Ⅰ B1 期、Ⅰ B2 期和选择性 Ⅰ B3/Ⅱ A1 期
子宫和宫颈	切除	切除	切除
卵巢	选择性切除	选择性切除	选择性切除
阴道切缘	0	1～2 cm	上 1/4～1/3
输尿管	未涉及	分离输尿管隧道	分离输尿管隧道
子宫主韧带	在子宫和宫颈边缘切断	在输尿管穿过阔韧带水平切断	贴盆壁切断
子宫骶韧带	在宫颈边缘切断	部分切除	在近骶骨端切断
膀胱	下推至膀胱底	下推至阴道上部	下推至阴道中段
直肠	未涉及	下推至宫颈下方	下推至宫颈下方
手术入路	开腹、腹腔镜或机器人手术	开腹、腹腔镜或机器人手术	开腹、腹腔镜或机器人手术

（二）解剖要点

广泛性子宫切除术要求切除全部的子宫主韧带、子宫骶韧带、膀胱宫颈阴道韧带以及阴道上 1/3 和相应的阴道旁组织。对于子宫主韧带、子宫骶韧带来讲,要沿盆壁的附着点切除;对于膀胱宫颈阴道韧带,要分层解剖其内的输尿管后切除。因此,广泛性子宫切除术分离间隙的意义是使其周围的解剖结构——盆腔内的血管和韧带一目了然。手术的关键就是完整、充分地解剖和暴露各韧带,以便安全而彻底地切除。广泛性子宫切除术分离的主要间隙包括膀胱侧间隙、直肠侧间隙、闭孔间隙、直肠阴道间隙、膀胱阴道间隙等。

1. 膀胱侧间隙　俗称膀胱侧窝,位于膀胱的侧方,因此其内侧为膀胱的外侧壁,外侧为髂内动脉的终末支即膀胱上动脉,前方为骨盆的耻骨部,后方是子宫动静脉和疏松的结缔组织。膀胱侧窝在深部与闭孔窝只有一膜之隔,手术过程中清除闭孔淋巴结后,两个窝合二为一。

2. 直肠侧间隙　位于直肠的侧方,其内侧是输尿管、直肠外侧壁和子宫骶韧带,外侧是髂内动脉,有时下方可以见到髂内静脉,后方是骶骨的一部分,前方是子宫动静脉,底部有一些迂曲的静脉。

3. **闭孔间隙** 上界：与阔韧带后间隙相连。下界：耻骨梳、坐骨降支、闭孔及闭孔内肌。外界：髂外血管及部分腰大肌、骨盆侧壁。内界：髂内动脉及其终末支。底：盆底肌。

4. **直肠阴道间隙** 起自会阴体顶端，向上延伸至直肠子宫陷凹，后侧为直肠。间隙内为疏松结缔组织，较易分离。

5. **膀胱阴道间隙** 上界为阴道上中隔，下达尿生殖膈，前壁有膀胱后壁、尿道。

子宫主韧带位于膀胱侧间隙与直肠侧间隙之间，因此只要将这两个间隙充分、准确地解剖出即可完整地切除子宫主韧带。

子宫骶韧带位于直肠侧间隙与直肠阴道间隙之间，中段附着于直肠侧壁，因此只要解剖出这两个间隙且将直肠从子宫骶韧带中段分离即可完整地切除子宫骶韧带。

膀胱宫颈阴道韧带位于膀胱侧间隙与膀胱宫颈间隙、膀胱阴道间隙之间，分为浅层和深层，浅层覆盖在输尿管宫颈段的表面，深层位于其下方。输尿管宫颈段穿行其中，切除时应注意避免输尿管损伤。

因此，在广泛性子宫切除术中通过对宫颈周围间隙的解剖，明确宫颈周围重要血管和神经的走向分布规律，清楚地分离、解剖出上述三对韧带，可达到利用宫颈周围间隙实施广泛性子宫切除术的目的。

广泛性子宫切除术诞生至今，针对宫颈癌的手术方法在理念和技巧方面都有了许多改变。广泛性子宫切除术的手术范围还在不断探索中，随着手术技巧的不断改进及对解剖结构认识的深入，其手术范围及分类方法会更加规范统一，这将更有利于宫颈癌手术治疗的标准化及手术评估。以解剖标志指导手术，以病情确定范围，合理应用能量器械，由简入难，逐步深入形成规范性的手术。

（三）手术步骤

（1）麻醉、体位：气管插管全身麻醉，放置肩托后取截石位（头低臀高≥30°）。

（2）通路的建立：采用布巾钳钳夹提起脐孔两侧，经脐部正中于脐轮上方及下方纵向切开脐孔皮肤，取长 0.5～2.5 cm 的切口，逐层切开皮肤及皮下脂肪，置入单孔腹腔镜 Triport 套管，其中 12 mm 通道作为镜头孔，其余三个通道作为操作孔。连接气腹管，充入 CO_2 建立气腹（压力：12～15 mmHg）。经阴道用 6 号吸引器头举宫，便于操纵子宫。

（3）处理双侧卵巢血管及凝切双侧圆韧带：用超声刀打开双侧卵巢血管表面腹膜，向上游离卵巢动静脉至髂总血管水平，并游离伴行的输尿管。不保留附件者，双极电凝并切断卵巢动静脉；保留卵巢者，将卵巢固有韧带切断并切除输卵管，向上游离卵巢至髂总动脉以上的髂窝，准备行高位悬吊者将卵巢固定在侧髂窝腹膜，移位后的卵巢位置至少要距离照射野上限 4 cm 或至少在髂嵴上方 1.5 cm 外，最常用的位置为结肠旁沟。自切开卵巢血管表面的侧腹膜向下继续打开侧腹膜至圆韧带入盆侧壁处，用超声刀凝切近盆壁侧圆韧带。

（4）清扫盆腔左、右侧淋巴结：见前述手术步骤。

（5）打开子宫膀胱腹膜反折，下推膀胱：用超声刀自子宫膀胱腹膜反折下方 1～2 cm 处切开腹膜反折，以 1-0 可吸收线自右向左横向连续缝合并下推子宫膀胱腹膜反折的边缘，然后牵拉悬吊，分离膀胱阴道间隙的疏松组织，直达宫颈外口水平下 3 cm（图 13-12）。

（6）处理子宫动脉：打开阔韧带后叶，分离宫旁疏松组织，暴露子宫血管，提起髂内动脉闭锁支，游离子宫动脉，自其起始部开始凝切（图 13-13）。

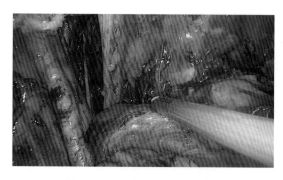

图 13-12 超声刀逐步下推膀胱

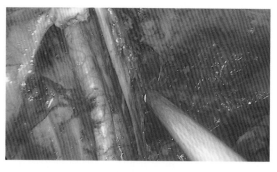

图 13-13 超声刀于起始部离断子宫动脉

（7）分离直肠侧间隙，游离输尿管：沿子宫直肠腹膜反折上方 1 cm 处切开腹膜反折，将直肠与阴道后壁分离，下达宫颈外口下 3 cm，两侧达子宫骶韧带，完全暴露子宫骶韧带。从腹膜上分离输尿管，分离双侧直肠侧间隙。沿输尿管隧道入口，游离输尿管至输尿管入膀胱处（图13-14 至图 13-16）。

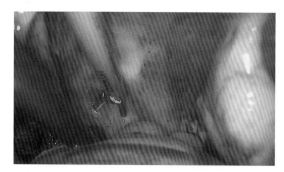

图 13-14 超声刀打开子宫直肠腹膜反折

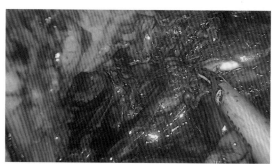

图 13-15 超声刀打开输尿管隧道

（8）处理子宫骶韧带及子宫主韧带：在距宫颈 3 cm 处切断子宫骶韧带，暴露膀胱侧窝，在膀胱侧窝及直肠侧间隙，距宫颈 3 cm 处切断子宫主韧带（图 13-17、图 13-18）。

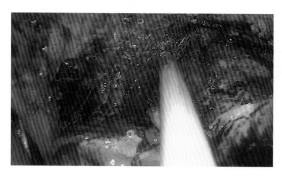

图 13-16 超声刀逐步游离输尿管至入膀胱处

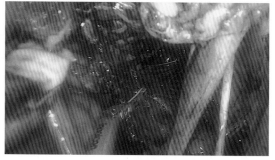

图 13-17 超声刀离断子宫骶韧带

（9）处理阴道旁组织，切开阴道壁：用超声刀切除阴道旁组织，在阴道穹隆下约 3 cm 处，以电极电凝钩环切阴道壁。自阴道取出标本后进行剖视，测量病灶大小及宫颈间质浸润深度、宫颈管及阴道受累情况（图 13-19 至图 13-20）。

（10）消毒阴道残端，用 1-0 可吸收线经阴道连续锁边缝合阴道残端（图 13-21 至图 13-23）。

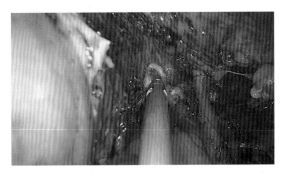

图 13-18　超声刀离断子宫主韧带

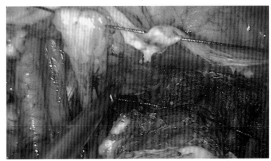

图 13-19　7 号丝线扎紧欲离断处阴道壁
减少肿瘤播散

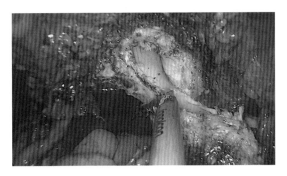

图 13-20　离断阴道

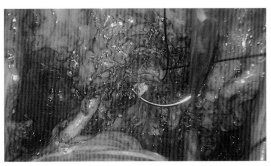

图 13-21　1-0 可吸收线缝合阴道残端

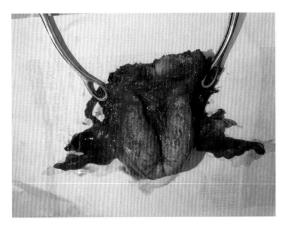

图 13-22　剖视离体后的子宫标本及宫旁情况

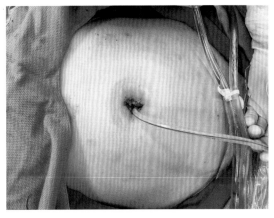

图 13-23　脐部留置腹腔引流管

（四）治疗评价

与传统腹腔镜手术相比，单孔腹腔镜广泛性子宫切除术＋盆腔淋巴结清扫术虽然延长了手术时间，但其具有术中出血量更少的优点，淋巴结清扫能力也与传统腹腔镜手术相当。另外，单孔腹腔镜手术后首次通气时间、首次排便时间、首次下床活动时间、住院时间均更短，表明单孔腹腔镜广泛性子宫切除术＋盆腔淋巴结清扫术更有利于促进宫颈癌患者的术后恢复。有研究表明两种术式的导尿管拔出时间无明显差异，说明腹腔镜宫颈癌手术术后导尿管留置时间与手术入路不相关。这可能是因为单孔腹腔镜手术和传统腹腔镜手术均切断了宫颈向腹内侧发出的膀胱分支,影响了膀胱神经支配,易导致患者排尿障碍。另外,两种术式的住院费用也无明显差异,这与单孔腹腔镜广泛性子宫切除术+盆腔淋巴结清扫术中出血量少、术后恢复快、住院时间短均有关。

（五）并发症

1. 膀胱及输尿管损伤 以膀胱阴道瘘及输尿管阴道瘘为主,可分为直接损伤及缺血性损伤两类。直接损伤是因不熟悉解剖位置或解剖错误造成的误伤。缺血性损伤则是由局部血液循环受阻,造成缺血性坏死所致。如已出现尿瘘,且瘘口不大,可延长放置导尿管的时间(4~6周),并抬高臀部,使膀胱、输尿管末端充分休息,以获得自愈。如保守治疗无效,应及早进行手术治疗。

2. 出血 在广泛性子宫切除术中,分离子宫主韧带、输尿管隧道时,常易发生盆底静脉出血,应压迫止血(至少7 min),并加用血管收缩药物,待找到出血点再缝扎,切忌盲目钳夹。如损伤大血管,则需行无创伤性缝合或吻合。术中、术后必须予以抗凝、抗感染处理。

术后近期出血多由止血不确实或结扎线头松脱所致。如在阴道,可钳夹、缝扎止血;如在盆腔,且出血量多,应立即开腹止血。如在术后数日发生,多由继发感染所致,可用大剂量抗生素控制感染。如阴道出血,可在局部使用抗生素、血管收缩剂、凝血剂,并压迫止血;如盆腔大出血,则应及时开腹进行血管阻断或填塞,引流,加用大剂量抗生素。不论用何种方法止血,必须及时补充血容量,纠正失血引起的并发症,并预防感染。如有出血倾向,应查清原因,采取纠正措施。

3. 感染 发生原因是术前有潜在感染或合并感染,或术时不慎污染,或术后继发感染。应根据情况采用预防性或治疗性抗感染措施,预防性用药应选用广谱抗生素;治疗性抗感染时,应及时选用致病菌敏感的抗生素;如有盆腔脓肿、淋巴囊肿,宜及时引流。

4. 功能障碍 ①膀胱麻痹:骨盆内脏神经及血管在术中受损,导致膀胱逼尿肌功能减弱,形成尿潴留。预防膀胱麻痹的措施主要是保留盆腔神经丛及其副支,保留膀胱上、下动脉以及神经节,避免术后尿潴留及感染。②直肠麻痹:较少发生。术中尽量保留子宫骶韧带内侧的血管、神经等组织,有利于预防直肠麻痹的发生。③阴道缩短:切除大部分阴道会影响性生活,可用延长阴道的方法予以解决。将膀胱腹膜反折缝于阴道残端前壁,再将直肠腹膜反折缝于阴道残端后壁,最后将膀胱后壁与直肠前壁的浆肌层连续缝闭于适当高度,使阴道深度得以延长。④人工绝经:年轻妇女行广泛性子宫切除术的同时行双附件切除术,可形成人工绝经。雌激素缺乏可导致骨质疏松症。据统计,死于骨质疏松症的骨折患者数量9倍于宫颈癌患者。因此,近年来强调,手术范围要根据宫颈癌分期而定,对Ⅰb期以前的年轻患者,可保留正常卵巢。为了防止复发癌的累及,可将卵巢移植至腹腔高位后腹膜上,或将卵巢移植至腹壁下、腋下等处。⑤盆腔腹膜后淋巴囊肿:主要是由于淋巴组织清除后,腹膜后留有无效腔,回流的淋巴潴留而形成。囊肿逐渐增大可产生压迫症状;若继发感染,可发生纤维化,形成硬块,往往易误诊为复发癌。预防措施在于细致地结扎淋巴管断端,特别是淋巴管较粗者,更应结扎好。盆腔腹膜后留置引流管,3~5天取出,不留无效腔,可避免淋巴囊肿形成。如已发生且产生了压迫症状,可用芒硝局部敷贴;发生继发感染者,在腹膜外做切开引流;形成纤维化囊肿且有症状者,可行腹膜外切除术。

（六）注意事项

由于单孔腹腔镜手术存在一定的局限性和操作难度,因此采用单孔腹腔镜进行广泛性子宫切除术时,笔者认为需注意以下几点。

(1)开展单孔腹腔镜广泛性子宫切除术前,应积累常规妇科单孔腹腔镜手术经验,尤其是全子宫切除术的手术经验,同时应熟练掌握腹腔镜宫颈癌手术的操作技能。

(2)由于该手术困难,建议谨慎选择患者,以保证手术的顺利进行和患者的安全。对于腹部肥胖、盆腔粘连、肿块较大的晚期宫颈癌患者,不建议采用单孔腹腔镜手术。

(3)由于单孔腹腔镜手术缺少助手帮忙,术中暴露显得尤为重要,为更好地暴露,术前应充分灌肠,减少肠道对手术的干扰。

(4)"打开输尿管隧道,游离输尿管"是宫颈癌手术的关键点和难点,在行单孔腹腔镜手术时,术者应充分了解解剖结构,提前准备好组织间隙,有条不紊地进行手术,尽量避免处理输尿管隧道时引起出血,一旦损伤血管,发生出血,建议采用缝合方式止血,尽量避免在输尿管处理完善前采用电凝方式止血,因电凝止血容易导致输尿管热损伤。

(5)处理子宫主韧带时建议采用智能电凝设备,如 LigaSure 或带有良好电凝功能的超声刀(ACE+7)。

(6)单孔腹腔镜宫颈癌手术阴道残端的缝合可在镜下完成,对于缝合困难的病例,可考虑选择阴式缝合方式。

(7)单孔腹腔镜宫颈癌手术时间相对较长,选择训练有素的团队合作十分重要。

(8)对于单孔腹腔镜手术困难的病例,应及时转为传统腹腔镜手术或开腹手术,以确保患者的安全。

(冯同富　杜　欣)

第五节　经脐单孔腹腔镜前哨淋巴结切除术

一、概述

淋巴结受累是影响早期妇科恶性肿瘤预后的重要因素。前哨淋巴结(SLN)被认为是最先接受原发肿瘤淋巴引流的淋巴结,发生淋巴转移的可能性最高。SLN 活检阴性,表明肿瘤发生淋巴转移的概率小,可不必系统性切除淋巴结,仅需在缩小手术范围的同时减少手术并发症,提高患者术后生活质量。近年来,前哨淋巴结活检术(SLNB)在早期妇科恶性肿瘤中发展迅速,已有部分基础及临床研究初步阐明妇科肿瘤淋巴转移机制,并初步证实 SLNB 在妇科肿瘤患者中的安全性及良好检出率,为临床治疗提供指导。

2017 年美国国立综合癌症网络(NCCN)指南已将早期宫颈癌行 SLNB 的推荐等级由 2B 类提高到 2A 类。2021 年 NCCN 宫颈癌相关指南指出,宫颈癌国际妇产科联盟(FIGO)Ⅰ A1 期伴 LVSI、Ⅰ A2 期、Ⅰ B1 期、Ⅰ B2 期及 Ⅱ A1 期的患者推荐使用 SLNB,优先考虑局部病灶≤2 cm 者。Tax 等指出,SLNB 的敏感度为 99%,双侧检测阴性预测值为 97%～100%。SENTICOL 2 试验指出,早期宫颈癌患者接受 SLNB 与系统性淋巴结切除术的术后 4 年无病生存率相近,进一步说明 SLNB 具有较好的安全性。现有的研究表明,早期子宫内膜癌患者行系统性淋巴结切除术后生存率未得到明显改善,反而增高了并发症的发生率。2019 年 NCCN 指南推荐 SLNB 应用于早期子宫内膜癌的循证医学证据为 2A 级。Rossi 等研究表明,

Ⅰ期子宫内膜癌中 SLNB 评估淋巴转移的准确性较高,敏感度和阴性预测值分别达到 97% 和 99.6%。对早期低危型子宫内膜癌患者行 SLNB 替代系统性淋巴结切除术已达成共识,早期高危型患者是否在行 SLNB 的同时行系统性淋巴结切除术尚无定论。《2022 NCCN 子宫肿瘤临床实践指南(第 1 版)》也进一步提出,对于术前影像学检查及术中探查无子宫外转移病灶的患者,可考虑行 SLNB 进行手术分期。SLNB 在早期卵巢癌中的应用因卵巢的解剖位置、卵巢癌的转移特点、示踪剂注射部位的选择、淋巴引流路径的复杂性和跳跃性等因素而受限。SLNB 使用的示踪剂包括吲哚菁绿(indocyanine green,ICG)、蓝色染料和放射性胶体锝-99,三种示踪剂相比,ICG 能识别出更多的 SLN。目前,国际推荐使用 ICG 荧光示踪法。本节就经脐单孔腹腔镜前哨淋巴结切除术予以介绍。

二、适应证与禁忌证

(一)适应证

(1) FIGO Ⅰ A1 期伴 LVSI、Ⅰ A2 期、Ⅰ B1 期、Ⅰ B2 期及 Ⅱ A1 期的患者推荐使用 SLNB,优先考虑局部病灶≤2 cm 者。

(2) 早期低危型子宫内膜癌。

(3) 对于早期高危型子宫内膜癌,应注重术前和术中评估是否有可疑阳性淋巴结或者子宫外浸润和转移。有研究主张对这类患者实施 SLNB,但同时需要行系统性淋巴结切除术。

(二)禁忌证

(1) 患者有多次腹部手术史或伴严重的盆腹腔粘连。

(2) 患者全身身体情况差,不能耐受麻醉或腹腔镜手术。

三、手术步骤

(1) 麻醉和体位:采用气管插管静脉复合麻醉,麻醉后取膀胱截石头低(15°～30°)臀高位。

(2) 示踪剂准备:ICG 25 mg,用 20 ml 的灭菌注射用水稀释后备用。

(3) 建立气腹:腹部消毒铺巾,用两把巾钳外翻提起脐轮,尖刀沿脐部正中纵向切开皮肤 2～3 cm,逐层进腹,放入切口保护套撑起腹部,连接单孔腹腔镜操作软鞘管后连接气腹平台,充入 CO_2 气体至腹腔压力达 12 mmHg。

(4) 示踪剂注射:消毒并暴露宫颈,于宫颈 3 点钟、9 点钟处先浅注射(深度 0.1～0.3 cm)、后深注射(深度 1～2 cm),分别缓慢推注示踪剂。

(5) SLN 术中识别与切除:打开后腹膜,沿淋巴引流区域寻找示踪剂标记的淋巴管,沿着示踪淋巴管寻找第一站标记的淋巴结,记录各 SLN 显影的时间,切除各 SLN,并标记其位置以及数目。如一侧盆腔 SLN 显影失败,应行该侧盆腔系统性淋巴结切除术。如果发现明显肿大的淋巴结,可疑肿瘤转移,无论是否为 SLN,均应切除。

(6) 取出标本,送冰冻病理及常规病理检查:将 SLN 分别置于取物袋内经脐部切口取出,送病理检查,如冰冻病理结果阳性则需行系统性淋巴结切除术。

(7) 检查盆腹腔,如有出血则彻底止血。

(8) 缝合脐部切口,重塑脐部外形。

四、手术技巧和难点

(1) 因单孔腹腔镜手术仅由术者单人操作,暴露困难,术中可用缝线悬挂圆韧带、侧脐韧带等,以利于术野暴露。术中善于使用吸引器,既可钝性分离疏松组织,又可吸引渗液促使术野清晰,还可拨开挑起组织,以利于淋巴结切除。如遇较粗的淋巴管,可先凝闭再切断,以减少术后淋巴漏形成。

(2)术中如初次宫颈注射 ICG 后 SLN 显影失败,可再次宫颈注射 ICG 以明确 SLN 显影情况。必要时可行示踪剂联合示踪法以提高 SLN 的检出率(宫颈 2 点钟、4 点钟、8 点钟、10 点钟处)。

(3)术前充分评估淋巴结状态,必要时术中先行 SLNB,临床可疑阳性的淋巴结应同时切除,对于 SLN 显影失败的患者应行系统性淋巴结切除术。

(4)切除的 SLN 除行常规 HE 染色病理检查外,推荐有条件的医院行"超分期"病理检查,将假阴性率控制到最低。

(岳 艳 杜 欣)

第十四章
经阴道单孔腹腔镜手术

第一节　经阴道单孔腹腔镜全子宫切除术

经阴道单孔
腹腔镜全子
宫切除术

一、概述

妇科腹腔镜手术发展至今已趋于完善,但面临着如何寻找更能体现微创理念、加速康复和给患者更多人文关怀的问题。随着医学的迅速发展以及微创手术设备和器械的不断开发,妇科手术正从传统多孔腹腔镜手术向经自然腔道内镜手术(NOTES)演变。NOTES是一种通过人体自然腔道(如口腔、肛门、尿道、阴道等)将内镜送入,并穿透管壁到达胸、腹、盆腔内,建立操作通道和气腹,对器官进行诊治的内镜外科学。近年随着经脐单孔腹腔镜手术(TU-LESS)技术的提升,经阴道这一自然腔道的全新微创治疗方式——经阴道单孔腹腔镜手术(transvaginal natural orifice transluminal endoscopic surgery,V-NOTES)在妇科也逐渐开展起来。全子宫切除术是妇科的经典手术之一,传统的全子宫切除术包括开腹手术、腹腔镜手术及阴式手术,适用于普通妇科、盆底妇科及妇科肿瘤等多学科。传统的全子宫切除术的手术路径包括经腹、经阴道及经腹腔镜。与经腹、经腹腔镜相比,经阴道全子宫切除术虽然创伤小、美观,但存在术野局限、操作空间狭窄、难以处理盆腹腔高位病变等缺点。经阴道单孔腹腔镜手术作为新的微创手术方式,结合了传统经阴道手术与单孔腹腔镜手术的优势,将经阴道手术可视化,可直视下进行附件手术,并且能观察整个盆腹腔,很好地拓展了经阴道手术的范围,且无单孔腹腔镜手术腹壁切口瘢痕,具有无切口、术后疼痛轻、患者恢复快的优点,目前该术式已迅速发展起来,本节将对V-NOTES全子宫切除术的技巧进行解析。

二、适应证与禁忌证

(一)适应证

能耐受腹腔镜手术。

(二)禁忌证

①无阴道性生活史。②盆腔急性炎性疾病、急性宫颈炎和阴道炎症。③下肢畸形无法取

截石位。④耻骨弓及阴道狭窄,无法进行阴道操作。⑤子宫体积>孕20周。⑥合并其他内外科疾病,不适宜手术。⑦肥胖(BMI>30 kg/m²,相对禁忌证)。⑧子宫脱垂达POP-QⅢ度或Ⅳ度(相对禁忌证)。

三、手术步骤

(1)取经阴道手术体位,常规消毒铺巾,并留置导尿管。

(2)用阴道拉钩拉开阴道前后壁,暴露宫颈,组织钳钳夹宫颈,于宫颈阴道黏膜下注入无菌生理盐水或内加适量垂体后叶素,进行水分离,以减少术中出血。

(3)用电刀环形切开宫颈阴道黏膜。将宫颈向外下方牵引,钝性或锐性分离膀胱宫颈间隙,手指上推膀胱直到膀胱宫颈腹膜反折,打开膀胱宫颈腹膜反折,进入前盆腔(图14-1、图14-2)。

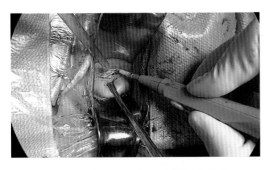
图14-1 电刀环形切开宫颈阴道黏膜

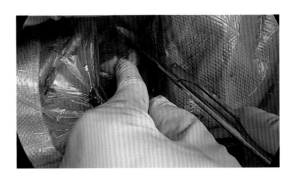
图14-2 打开膀胱宫颈腹膜反折

(4)将宫颈向外上方牵拉,环形切开和分离宫颈侧壁及阴道后壁黏膜,钳夹近宫颈处阴道后壁创面,横行剪开阴道组织,进入后盆腔(图14-3)。

(5)向右侧充分牵拉宫颈,伸展及暴露左侧子宫主韧带及子宫骶韧带,依次钳切韧带,用7号丝线缝扎,同法处理右侧(图14-4)。

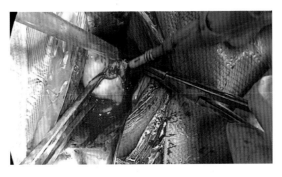
图14-3 环形切开宫颈侧壁黏膜

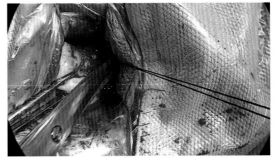
图14-4 缝扎左侧子宫主韧带

(6)撤出阴道拉钩,将宫颈置入切口保护套内并向外牵拉,连接单孔入路平台充气,维持气腹压力10~13 mmHg。直径5 mm的30°腹腔镜经操作孔进入盆腹腔,全面探查盆腹腔情况。如果宫颈肥大或宫颈延长影响气腹或手术操作,可先切除宫颈再进行单孔腹腔镜操作(图14-5)。

(7)腹腔镜下钳夹宫颈并上推,向右侧牵拉,左侧阔韧带前、后叶自然分开,暴露左侧子宫动静脉,百克钳分次凝切左侧子宫动静脉、阔韧带、圆韧带、卵巢固有韧带及输卵管。同法处理右侧子宫旁韧带、血管及组织(图 14-6)。

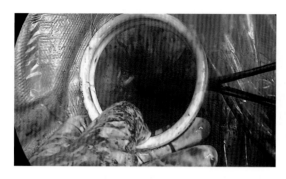

图 14-5　置入切口保护套

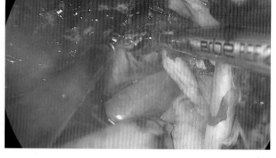

图 14-6　腹腔镜下凝切左侧卵巢固有韧带

(8) 停气腹,撤出腹腔镜器械及切口保护套,取出子宫(图 14-7)。

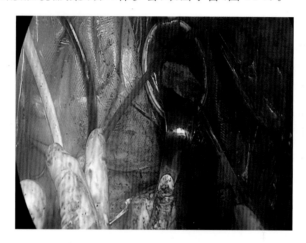

图 14-7　"削苹果皮"式取出子宫

(9) 再次置入切口保护套,连接单孔入路平台,在腹腔镜下观察切口残端出血情况,严密止血(图 14-8)。

(10) 缝合阴道残端,用 2-0 可吸收线连续缝合盆腹膜及阴道残端(图 14-9)。

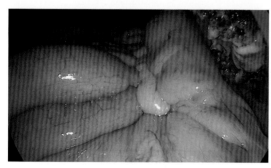
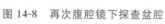

图 14-8　再次腹腔镜下探查盆腔

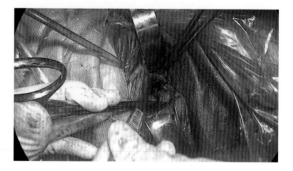

图 14-9　缝合阴道残端

四、手术技巧和难点

(1) 经阴道手术阶段的关键步骤是打开膀胱宫颈腹膜反折,这也是整个手术的关键。打开膀胱宫颈腹膜反折时,尽量沿子宫前壁分离。当患者有剖宫产史或腹部手术史,膀胱与子宫峡部或前壁粘连,上推膀胱或暴露前腹膜困难,可在两侧膀胱宫颈韧带偏外侧的阔韧带间隙内寻找膀胱宫颈间隙,逐步分离手术粘连或瘢痕,从而打开前腹膜。大部分术者通过经阴道操作打开膀胱宫颈腹膜反折,也有部分术者将膀胱充分上推,置入单孔入路平台后在腹腔镜下打开膀胱宫颈腹膜反折进入盆腔。在完全分离子宫血管、子宫与阴道穹隆后置入单孔入路平台,进行经阴道手术操作,可有效减少创面出血。

(2)如果宫颈肥大或者宫颈延长影响手术操作,可先切除宫颈再放置单孔入路平台,进行腹腔镜下操作。

(3)打开阴道后穹隆时,如果发现组织层次不清晰,解剖结构失常,切忌盲目分离,可采用气腹针经阴道后穹隆穿刺形成气腹,沿穿刺点分离打开阴道后穹隆。分离过程中,钝性分离疏松组织,粘连致密组织可采用锐性分离或者电凝分离。

(4)置入单孔入路平台后盆腔粘连松解是 V-NOTES 的优势,可充分利用腹腔镜可视优势,完成盆腔粘连松解。

(5)对于复杂的经阴道单孔腹腔镜大子宫全切术来说,在置入单孔入路平台后腹腔镜手术阶段,因子宫偏大,术野暴露困难。除了术前做充分的肠道准备外,术中可将湿盐水纱布垫排开肠管,或采用头低臀高体位,尽可能让肠管停留在腹部以减少肠管对手术的干扰。取出大子宫标本时需要一定的技巧和经验。可采用"削苹果皮"的方式取出,但需要注意的是,如果不能排除恶性肿瘤,必须装入取物袋后取出。

(6)术中务必注意确切止血,时刻警惕未能完全闭合的血管断端挛缩后出血,此类出血止血困难。如果术中出现出血多、止血困难、盆腔粘连严重等情况,应及时转为经脐单孔腹腔镜手术或常规多孔腹腔镜手术,减少患者损伤,以患者安全为第一要素。

(7)如果手术较困难,可留置盆腔引流管,便于术后观察。同时可将积血、积液引流出盆腔,避免术后感染的发生。手术结束前注意尿量及尿色,必要时可用宫腔镜进行膀胱检查,观察输尿管开口喷尿情况及膀胱黏膜的完整性。术后常规行直肠指检。

(邹 倩)

第二节 经阴道单孔腹腔镜卵巢畸胎瘤剥除术

一、概述

经阴道单孔腹腔镜手术(V-NOTES)与传统腹腔镜手术及经脐单孔腹腔镜手术相比具有诸多优势,如阴道切口无疼痛、愈合能力强,腹部无切口和瘢痕,既满足了患者对美观的需求,又避免了术后疼痛及腹壁切口疝的发生;阴道切口扩展性好,无需旋切器处理标本,有利于较大标本的取出;减少对盆腔的干扰,减少了术后肠粘连和肠梗阻等并发症的发生;降低了麻醉深度,减少了麻醉风险;因减轻了术后疼痛,患者能够早期活动,术后肺不张和肺部感染

经阴道单
孔腹腔镜
卵巢畸胎
瘤剥除术

的发生率也明显降低,缩短了术后住院时间和康复时间。V-NOTES 与传统的阴式手术相比也具有明显优势:由于使用腹腔镜,术者可全面探查盆腔情况,打破了阴式手术术野局限、暴露

困难的壁垒,可更安全、更快捷地切除骨盆漏斗韧带;而且镜下直视手术创面,镜下能量平台的使用规避了术后出血的风险。V-NOTES 在传统阴式手术基础上,扩大了阴式手术的适应证,缩小了禁忌证,使阴式手术变得更加安全。V-NOTES 基本可以运用于大多数妇科良性疾病的手术治疗中,尤其是附件手术。本节就经阴道单孔腹腔镜卵巢畸胎瘤剥除术的手术技巧进行解析。

二、适应证与禁忌证

(一) 适应证

①有阴道性生活史;②术前评估为卵巢良性肿瘤;③查体卵巢包块活动度好。

(二) 禁忌证

①无阴道性生活史;②妊娠;③阴道狭窄(包括先天性发育异常和后天瘢痕形成挛缩等);④阴道畸形(阴道斜隔、阴道横隔、阴道纵隔等);⑤既往有 2 次及以上的剖宫产史,或可能导致严重粘连形成的盆腹腔手术史;⑥可疑盆腔恶性肿瘤及重型子宫内膜异位症、盆腔炎性疾病所致的盆腔粘连形成、查体可疑直肠子宫陷凹封闭;⑦非本术式适应证的盆腔恶性肿瘤或恶性肿瘤病史;⑧不能耐受麻醉者、凝血功能障碍者、腹腔严重感染者。根据目前的研究,不认为肥胖(BMI>30 kg/m²),无阴道分娩史及仅一次剖宫产史是手术禁忌证。

三、手术步骤

(1) 患者取阴式手术体位,常规消毒铺巾,用碘伏消毒阴道数遍。

(2) 若卵巢畸胎瘤位于子宫前方,选择阴道前穹隆入路;若卵巢畸胎瘤位于子宫后方,则选择阴道后穹隆入路。

(3) 切开阴道黏膜,以阴道后穹隆入路为例。阴道后壁拉钩下压直肠,宫颈钳钳夹宫颈,在宫颈阴道部下方约 1 cm 处以组织钳提起阴道皱襞,注入稀释的垂体后叶素,形成水垫,横向切开或剪开阴道壁约 2 cm(图 14-10)。

(4) 组织钳提夹阴道后壁切口近宫颈处创面,再次横行剪开剩余组织直至进入盆腔(图14-11)。

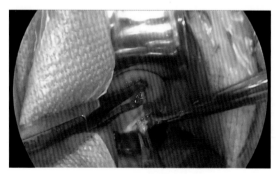 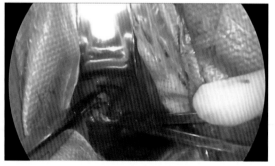

图 14-10 切开阴道后穹隆　　　　图 14-11 剪开子宫直肠腹膜反折进入盆腔

(5) 放置单孔入路平台(图 14-12)。

(6) 暴露卵巢畸胎瘤(图 14-13)。

(7) 将纱布垫于暴露的卵巢畸胎瘤周围,并排开肠管(图 14-14)。

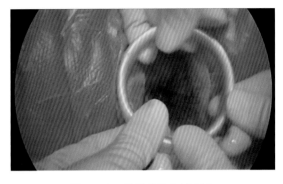

图 14-12 放置单孔入路平台

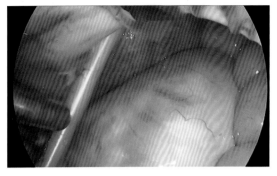

图 14-13 暴露右侧卵巢畸胎瘤

（8）剪开卵巢皮质，找到囊壁与正常卵巢组织之间的间隙，钝性及锐性完整剥除卵巢畸胎瘤，若卵巢畸胎瘤较大，在其表面切一小口，用吸引器吸净内容物，待瘤体缩小后再逐渐剥除瘤体（图 14-15、图 14-16）。

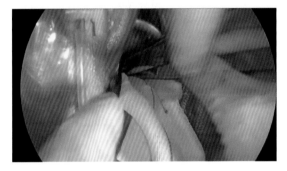

图 14-14 纱布排开肠管

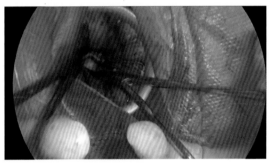

图 14-15 剪开卵巢皮质，钝性分离卵巢畸胎瘤与皮质间隙

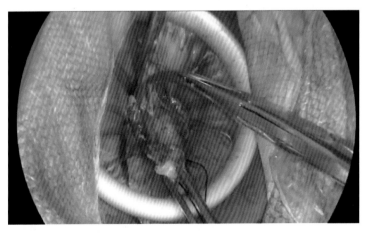

图 14-16 完整剥除卵巢畸胎瘤

（9）用生理盐水冲洗囊腔，边冲边用双极电凝点状电凝出血点止血，若创面出血较多，可用 3-0 可吸收线连续缝合卵巢皮质成形（图 14-17、图 14-18）。

（10）冲洗并探查盆腔（图 14-19 至图 14-21）。

（11）连续缝合腹膜及阴道黏膜切口。

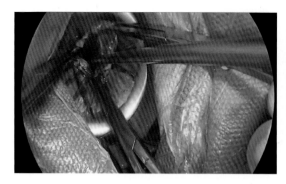

图 14-17 冲洗囊腔

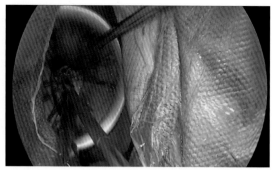

图 14-18 电凝止血

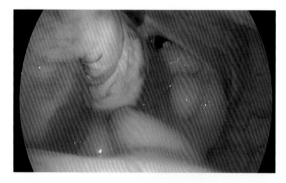

图 14-19 左侧卵巢及输卵管

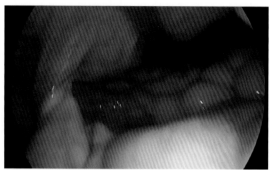

图 14-20 右侧卵巢及输卵管

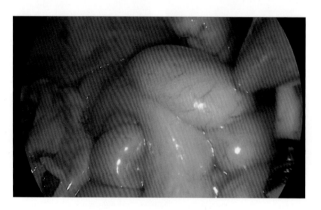

图 14-21 双侧卵巢及子宫

四、手术技巧和难点

(1) 经阴道穹隆入路行 V-NOTES 有损伤肠管及膀胱的风险,因此打开阴道前、后穹隆是难点,切开阴道皱襞后,先用食指钝性下推直肠,若通过膀胱宫颈间隙进入,则需上推膀胱组织,直至找到膀胱腹膜反折。大多数手术一般选择阴道后穹隆入路,盆腔粘连比较严重的患者,可选择阴道前穹隆入路。如何准确地找准阴道后穹隆进入腹腔,对于不太熟悉阴式手术的初学者而言可能很难把握,切口太靠下容易损伤直肠,切口离宫颈太近则不容易分离子宫与直肠腹膜反折间疏松的组织间隙,而阴道血供丰富,出血多时,术野模糊,会导致后续手术困难。宫颈钳钳夹宫颈后唇,通过向外上牵拉宫颈及向盆腔方向推送宫颈的两个动作,以及阴道后穹隆褶皱膨隆疏松的组织结构确定切口位置,横行剪开阴道后壁黏膜后往往不能直接进入盆腔,这时继续靠近宫颈钳夹已切开创面组织,再次剪开,往往可以进入盆腔。

(2) 若卵巢畸胎瘤较大或者卵巢畸胎瘤本身位于直肠窝,即可看到瘤体下缘,若卵巢畸胎瘤位置较高,可在腹腔镜下使用分离钳钳夹卵巢固有韧带,将卵巢畸胎瘤牵拉至阴道后穹隆切口处。如果卵巢畸胎瘤位于子宫前方,离阴道前穹隆切口较远,可于腹腔镜下在卵巢皮质用缝线做一荷包,通过缝线牵拉的方法,将卵巢畸胎瘤下拉牵引至切口附近。

(3) 找准卵巢畸胎瘤与卵巢皮质间隙非常重要,用刀片切开卵巢稍厚处的皮质,组织钳钳夹切开皮质的边缘,分离钳小心细致地分离囊壁与组织之间的间隙,尤其是囊肿靠近卵巢门的部位要小心分离,锐性加钝性分离,组织间隙正确基本不出血,如果剥离面出血较多,一定要再仔细辨识间隙,调整剥离的层次。小的卵巢畸胎瘤尽可能完整剥除,大的卵巢畸胎瘤无法完整剥除,一定要将纱布垫于暴露囊肿周围,在暴露囊肿壁做一小切口,吸引器吸净囊肿大部分液体成分,缩小瘤体后,牵引至单孔入路平台处,用丝线扎紧闭合切口后再逐渐剥除。

(4) V-NOTES操作空间有限,在进行缝合、打结等操作时器械间容易相互干扰,即存在"筷子效应",使手术难度增加,对术者的技术要求也更高,因此术中应尽量保证镜头与术者一上一下、分开操作,从而为手术提供更大的操作空间。另外,选择长度不一的镜头和手术器械,可最大限度减少体外器械干扰。

(5) V-NOTES与传统腹腔镜手术的视角相反,是自下而上仰视子宫及双侧附件等,术者需要熟悉与适应的时间,为保证患者的安全,术者应先熟练掌握TU-LESS与阴式手术,适应V-NOTES的手术视角并练习镜下缝合、打结等操作,经历了这样的学习曲线后,才能有效开展V-NOTES。

(邹 倩)

第三节 经阴道单孔腹腔镜骶棘韧带固定术

一、概述

骶棘韧带固定术(SSLF)于1958年由德国Sederl首次描述,用于治疗子宫切除术后的阴道穹隆脱垂,后来逐步应用于子宫脱垂的治疗。它是用不可吸收线将阴道顶端固定于坐骨棘内侧的骶棘韧带中段,修复中盆腔缺陷的一种术式,具有创伤小、疗效肯定、保留阴道功能等优点。骶棘韧带解剖位置深,暴露较为困难,采用V-NOTES入路,可以在腹腔镜下清晰直视骶棘韧带结构,缝合更加清楚、安全、可靠。

经阴道单孔腹腔镜骶棘韧带固定术

二、适应证

有症状的POP-QⅡ度以上子宫脱垂、阴道前后壁膨出或穹隆脱垂者,子宫骶韧带、子宫主韧带明显薄弱、松弛,尤其是年老体弱者。

三、手术操作与技巧

（1）常规行经阴道子宫切除术。

（2）阴道内放置单孔入路平台，置入有尾纱布，排开肠管。

（3）分离直肠与盆壁间疏松结缔组织，暴露肛提肌，识别骶棘韧带尾骨肌复合体，分离其表面的结缔组织（图14-22）。

（4）用10号丝线在骶棘韧带中段分别缝合两针，牵拉缝线（图14-23）。

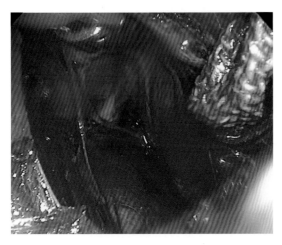

图14-22　暴露骶棘韧带　　　　　　　　　　图14-23　缝合骶棘韧带

（5）取出单孔入路平台，肛门检查证实缝线未穿透直肠。将10号丝线的一端缝合固定于阴道残端筋膜上（图14-24）。

（6）缝合阴道残端，骶棘韧带缝线分别打结，阴道残端被提升至骶棘韧带水平（图14-25）。

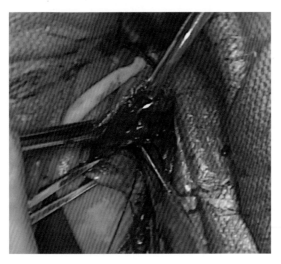
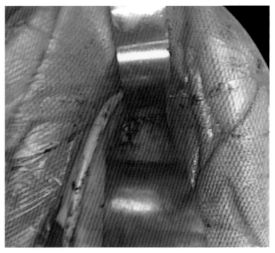

图14-24　将骶棘韧带缝线的一端缝合固定于　　　图14-25　骶棘韧带缝线打结后，关闭阴道残端
　　　　　阴道残端筋膜上

（黄燕明）

第四节　经阴道单孔腹腔镜腹膜外骶骨子宫固定术

一、概述

经阴道单孔
腹腔镜腹膜
外骶骨子宫
固定术

经阴道单孔腹腔镜观察骶骨前纵韧带比常规腹腔镜手术的视角更为清晰,同时还具有可以经阴道缝合固定阴道前、后壁网片的优势,但是对手术技巧要求更高。王延洲等于 2018 年首次报道了 14 例经阴道单孔腹腔镜腹膜外骶骨子宫固定术,成功率 93%,客观治愈率 100%,无网片侵蚀、暴露、感染等并发症。Liu 等总结了 26 例经阴道单孔腹腔镜腹膜外骶骨子宫固定术,成功率 88.5%,同时分析了失败病例原因,提出术前需严格评估,排除可能患有粘连性疾病、过度肥胖等病例。但该研究术后随访时间较短,仅为 1 个月,仍需多中心、大规模研究评估该术式的远期疗效及安全性。Chen 等认为术中应避免输尿管及肠道等周围器官损伤、避免骶前血管损伤而造成止血困难。针对该术式,围手术期管理应注重预防感染,尤其是来源于肛门部位的感染,以免出现术后发热、网片侵蚀等。放置网片时应注意保持网片平展无卷曲,面积适应盆腔容积;使网片在阴道前、后壁保持无张力状态并裁剪至合适形状,避免术后出现阴道不适、盆腔疼痛及网片侵蚀;缝合阴道顶端时,应将其固定于网片上。阴道操作中应注意止血,避免形成血肿引起感染或网片侵蚀。该术式下网片应完全位于腹膜外。术后阴道内以碘伏纱布填充 24 h,使阴道与网片充分粘连,且可以预防感染。但是目前研究样本量均较小,其长期效果仍需大规模研究证实。

二、适应证

有症状的 POP-Q Ⅱ度以上阴道穹隆脱垂;POP 术后顶端复发的盆腔脏器脱垂患者(有症状,且 POP-Q Ⅱ度及以上);初治的以中盆腔缺陷为主的 POP-Q Ⅲ度以上,特别是性生活活跃的年轻患者。

三、手术操作与技巧

(1)常规行经阴道子宫切除术。

(2)阴道内放置单孔入路平台,置入有尾纱布排开肠管(图 14-26)。

(3)暴露骶骨前腹膜,超声刀打开腹膜,分离腹膜下方疏松结缔组织,暴露骶骨岬、第 1 骶椎及其表面的骶正中血管(图 14-27)。

(4)沿子宫骶韧带内侧与直肠右侧间腹膜下打隧道至第 1 骶椎水平(图 14-28)。

(5)取出单孔入路平台,分离阴道后壁与直肠间隙,将 Y 形网片的一条短臂缝合固定于阴道后壁(图 14-29)。

(6)再次置入单孔入路平台,将 Y 形网片长臂经后腹膜隧道置入,无张力平铺,用不可吸收线将网片缝合两针,固定在第 1 骶椎(S1)表面的前纵韧带上(图 14-30)。

(7)缝合关闭骶骨前腹膜(图 14-31)。

(8)取出单孔入路平台,分离阴道前壁与膀胱间隙,将 Y 形网片的另一短臂缝合固定于阴道前壁(图 14-32)。

(9)缝合阴道残端(图 14-33)。

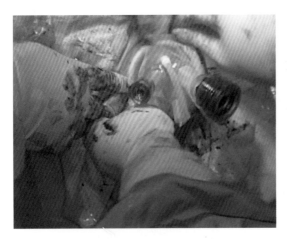

图 14-26　放置单孔入路平台

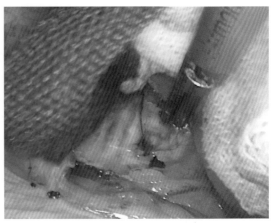

图 14-27　暴露第 1 骶椎及其表面的骶正中血管

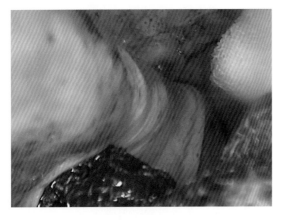

图 14-28　沿子宫骶韧带内侧与直肠右侧
　　　　　间腹膜下打隧道

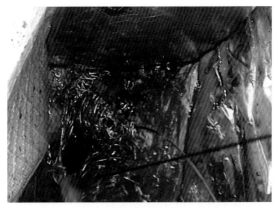

图 14-29　将 Y 形网片的一条短臂缝合
　　　　　固定于阴道后壁

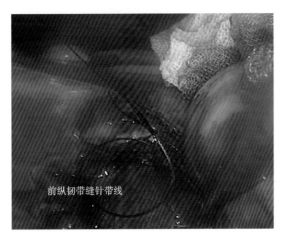

前纵韧带缝针带线

图 14-30　将网片长臂缝合固定于 S1 表面的
　　　　　前纵韧带

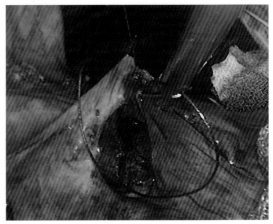

图 14-31　缝合关闭骶骨前腹膜

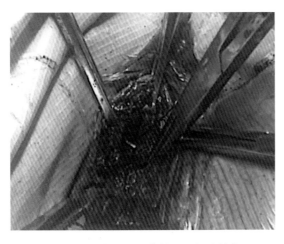

图 14-32 将 Y 形网片的另一短臂缝合固定于阴道前壁

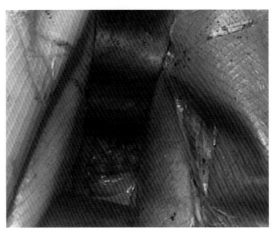

图 14-33 缝合阴道残端

（黄燕明）

第五节 经阴道单孔腹腔镜高位子宫骶韧带悬吊术

一、概述

临床上治疗中盆腔缺陷常用的手术方式众多,包括曼式手术、阴道骶骨固定术、骶棘韧带悬吊术、高位子宫骶韧带悬吊术、子宫切除术、阴道前后壁修补术和全盆底重建术等。高位子宫骶韧带悬吊术(high uterosacral ligament suspension,HUS)是指在坐骨棘水平上 1～3 cm 缝合缩短子宫骶韧带,关闭直肠子宫陷凹,将穹隆悬吊于更高的位置,充分保留阴道的长度且不改变阴道轴向,其采用自体组织修复中盆腔缺陷,减少了网片相关并发症,具

经阴道单孔腹腔镜高位子宫骶韧带悬吊术

有能较好地恢复顶端支持结构、并发症少、再手术率低、费用低等优点,逐渐被广泛应用于临床。经过近 20 年的临床实践,高位子宫骶韧带悬吊术目前已成为国际公认的纠正中盆腔缺陷的标准术式之一。

子宫骶韧带(uterosacral ligament,USL)呈一对扇形结构,在第 2～3 骶椎水平发出之后逐渐缩窄,止于宫颈或阴道顶端,长度为 12～14 cm,根据韧带的厚度和附着情况,可细分为 3 个部分:宫颈部、中间部和骶部。宫颈部是最厚的部分,长度为 2～3 cm,厚度为 0.5～2 cm,附着于宫颈和阴道上段,侧方与子宫主韧带融合,由致密的结缔组织组成,其中包含小血管和下腹部神经丛的小分支。中间部平均长 5 cm,厚 5 mm,向骶骨端走行时逐渐变薄。Buller 等研究表明,子宫骶韧带中间部可承受 166.6 N 以上的拉力,且不易变形,因此中间部可以提供足够的支持力,子宫骶韧带悬吊时缝合此处韧带和宫颈组织。骶部平均长 5.5 cm,散开附着于骶骨,为一薄层结缔组织,没有明显的纤维状外观,从骶尾关节垂直延伸至第 3 骶椎水平并变薄,与子宫腹膜褶一起延伸至第 2 骶椎水平,逐渐转变为直肠侧韧带。子宫骶韧带与输尿管在解剖上伴行,两者的平均距离为 2.3 cm,从远端到近端二者"渐行渐远"。子宫骶韧带宫颈部距离输尿管最近,若行子宫骶韧带悬吊术时缝合此处,有造成输尿管扭曲或梗阻的可能,可在此处将输尿管向外分离。神经、血管位于子宫骶韧带的骶骨端,有明显的分层结构,内侧层几乎由结缔组织组成,中间层为神经层,外侧层为血管层。在中间层神经平面,它的外侧面为腹下神经丛、骶1～骶4神经干,其深面为骨盆内脏神经及腹下神经丛。由此可见,子宫骶韧带中间部是最安全、有效的手术固定位置,此处韧带较厚且强壮,主要由结缔组织组成,神经纤维含量最低。相对于宫颈部,中间部距离输尿管更远;相对于骶部,中间部距离盆腔内脏神经更远。

目前临床常用的高位子宫骶韧带悬吊术的主要术式有开腹手术、腹腔镜手术、阴式手术和经阴道单孔腹腔镜手术(V-NOTES)4种。开腹手术容易操作,既不需要进行骨盆手术的训练,也不需要准备过多复杂的手术器械,但开腹手术伤口大、美容效果差、术后恢复时间长,并且高位子宫骶韧带悬吊术主要在盆腔中进行,经腹入盆腔较为困难。腹腔镜手术可清楚地看到输尿管走行,子宫骶韧带缝合确切,学习曲线短,围手术期相关并发症较少,腹部创口小,术后恢复快。与阴式手术相比,腹腔镜下高位子宫骶韧带悬吊术可以保留子宫,为有生育要求的患者提供了可能,近年来备受欢迎。经阴道高位子宫骶韧带悬吊术手术创伤更小。多先经阴道切除子宫,然后经断端进入盆腔,以坐骨棘为指示点正确抓取子宫骶韧带是手术成功的关键。在坐骨棘水平上方1～3 cm处缝合子宫骶韧带(2～3针),双侧共缝4～6针,分别从前、后阴道残端贯穿(如为不可吸收线则只缝合筋膜不穿透黏膜)。行经阴道高位子宫骶韧带悬吊术的同时可行阴道前后壁修补术,因此更适合多数盆腔脏器脱垂患者。经阴道高位子宫骶韧带悬吊术操作难度较大,学习曲线长,因此在我国临床中的普及率较低。V-NOTES融合了阴式手术与腹腔镜手术的双重优点,除了更微创、术后恢复更快、美容效果更好外,其采用内镜,能够帮助术者更加清晰地辨认盆腹腔内结构,操作范围更广,从而可减少输尿管损伤等并发症的发生。对于没有生育要求的老年患者,可选择在行阴式手术或V-NOTES子宫切除术的同时行高位子宫骶韧带悬吊术;而对于有生育要求的年轻患者,可根据具体情况选择保留子宫的开腹手术或腹腔镜下高位子宫骶韧带悬吊术。

二、适应证

(1) 子宫或阴道穹隆POP-Q Ⅲ～Ⅳ度脱垂、子宫切除术后患者。

(2) 有保留阴道功能意愿者。

(3) 盆底支持组织健康者。

(4) 有网片并发症高危因素者。

(5) 行阴式手术的同时需行其他修补手术者。

三、手术操作与技巧

(1) 常规行经阴道全子宫切除术。

(2) 阴道内放置单孔入路平台,置入有尾纱布排开肠管。

(3) 排开肠管,暴露子宫骶韧带,观察其长度及走行方向,确定用于悬吊的中间部位置。

(4) 于子宫骶韧带外侧、输尿管内侧,用超声刀自子宫骶韧带中间部与骶骨近端交界处切开阔韧带后叶腹膜(图14-34),在宫颈部向外侧推开输尿管(图14-35),分离、暴露需要缝合的子宫骶韧带中间部(图14-36)。

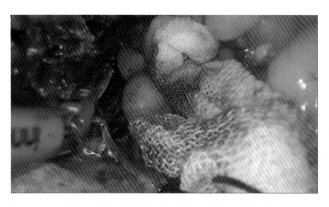

图 14-34 于子宫骶韧带外侧、输尿管内侧切开阔韧带后叶腹膜

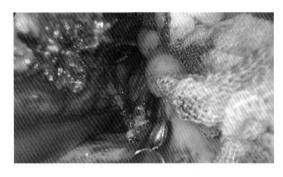

图 14-35 向外推开输尿管

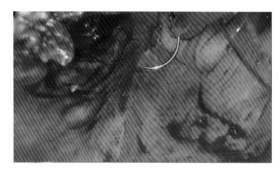

图 14-36 暴露需要缝合的子宫骶韧带中间部

（5）用双 7 号不可吸收线，自坐骨棘水平至阴道残端处，螺旋缝合子宫骶韧带 2～3 针，留线（图 14-37），同法缝合对侧子宫骶韧带。

（6）撤除单孔入路平台及切口保护套，将缝线远端缝合固定到接近阴道残端和子宫骶韧带的阴道顶端（图 14-38），在缝合子宫骶韧带的阴道壁留线打一个结，向头侧上推阴道顶端至坐骨棘水平，使阴道残端接近子宫骶韧带，以阴道不产生张力为宜，调整合适后，打结固定阴道顶端（图 14-39），剪除缝线，同法处理对侧。

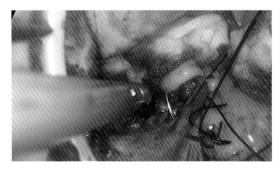

图 14-37 螺旋缝合子宫骶韧带

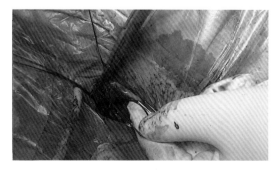

图 14-38 将缝线远端缝合固定到接近阴道残端和子宫骶韧带的阴道顶端

（7）用 1-0 可吸收线连续缝合阴道前后壁断端、耻骨宫颈筋膜和阴道直肠筋膜，缝合阴道残端（图 14-40），术毕。

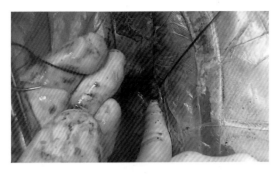

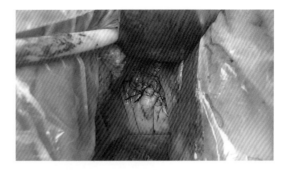

图 14-39　向头侧上推阴道顶端至坐骨棘水平,打结固定阴道顶端　　　图 14-40　缝合阴道残端

（金　晶）

第六节　宫腔镜联合经阴道单孔腹腔镜手术在不孕症中的应用

宫腔镜联合
V-NOTES
不孕症通液

一、概述

不孕症是临床上比较常见的一种女性疾病,其发病率呈现逐年增长的趋势,严重影响了患者的生活。输卵管因素和子宫因素是女性不孕的主要致病因素。传统的宫腹腔镜联合手术是治疗不孕症的金标准。宫腔镜可以直观地看到宫腔情况以及双侧输卵管开口情况,结合腹腔镜还可以观察双侧输卵管的外形及走行,输卵管的通畅度,输卵管周围是否有粘连,是否伴随卵巢囊肿,是否合并子宫内膜异位症,对子宫、双侧附件形态以及盆腔其余脏器情况做出正确评价,使术者全面了解病情,而且可以在直视下对宫腔及盆腔病变及时进行处理。经脐单孔腹腔镜手术(TU-LESS)联合宫腔镜手术是妇科医生不断追求卓越的产物,宫腔镜联合经阴道单孔腹腔镜手术(V-NOTES)则是 TU-LESS 联合宫腔镜手术的升级版。本节就宫腔镜联合 V-NOTES 治疗不孕症的手术技巧进行解析。

二、适应证与禁忌证

（一）适应证

①排卵期测定有排卵;②有正常性生活史 1 年以上,且无任何避孕措施的不孕症患者;③阴道检查排除器质性病变。

（二）禁忌证

①子宫后倾固定;②可能导致严重粘连形成的盆腹腔手术史;③阴道狭窄(包括先天性发育异常和后天瘢痕形成挛缩等);④阴道畸形(阴道斜隔、阴道横隔、阴道纵隔等);⑤盆腔急性炎性疾病、急性宫颈炎和阴道炎症;⑥可疑盆腔恶性肿瘤及重型子宫内膜异位症,查体可疑直肠子宫陷凹封闭;⑦合并其他内外科疾病,不适宜手术;⑧ 肥胖(BMI>30 kg/m^2 为相对禁忌证)。

三、手术步骤

（1）患者取经阴道手术体位，常规消毒铺巾，碘伏消毒阴道数遍。

（2）宫腔镜检查：按顺序检查宫颈管、宫腔、双侧宫角及输卵管开口（图 14-41）。

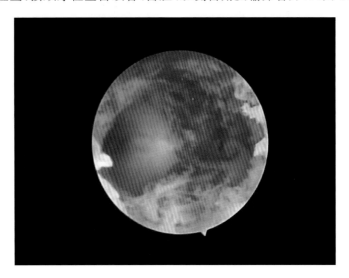

图 14-41　宫腔镜检查

（3）以阴道后穹隆入路为例。在阴道后壁用拉钩下压直肠，宫颈钳钳夹宫颈，在宫颈阴道部下方约 1 cm 处穿刺注入生理盐水，接着长戳卡穿刺进入盆腔。

（4）置入腹腔镜进行检查：首先定位子宫后壁，沿子宫后壁、宫角顺序检查左、右两侧卵巢固有韧带、卵巢、输卵管、侧盆壁及子宫骶韧带（图 14-42 至图 14-44）。

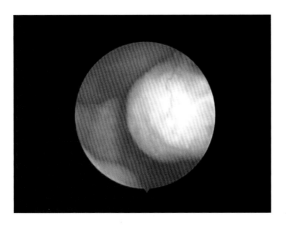

图 14-42　腹腔镜下见子宫后壁及左侧卵巢

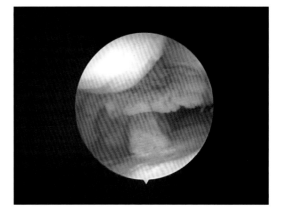

图 14-43　右侧卵巢及右侧输卵管伞端

（5）宫腔置入通液管，连接注射器于宫腔内的通液管，缓慢推注 20 ml 亚甲蓝溶液，观察双侧输卵管伞端，若输卵管通畅，可见亚甲蓝溶液自伞端流出（图 14-45）。

（6）探查盆腔后，向宫腔通液管内推注甲硝唑及地塞米松，冲洗盆腔，吸净积液。

（7）拔出长戳卡，"8"字缝合阴道黏膜切口。

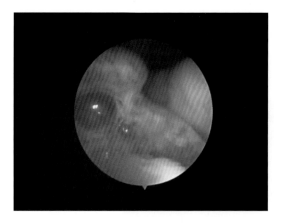

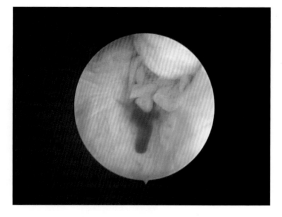

图 14-44　迂曲的右侧输卵管壶腹部　　　　图 14-45　亚甲蓝溶液从左侧输卵管伞端流出

四、手术技巧和难点

（1）对于复杂的合并其他脏器病变的不孕症患者，不推荐行宫腔镜联合 V-NOTES。

（2）术前充分评估及妇检至关重要，子宫后倾固定以及可疑直肠子宫陷凹封闭的患者建议谨慎选择 V-NOTES，以免造成盆腔脏器损伤，对于活动的后位子宫，可使用举宫器将子宫调整为平位或者前位，暴露直肠子宫陷凹。

（3）术中先行宫腔镜检查。因为膨宫压力，一部分灌流液聚集于直肠子宫陷凹，阴道后穹隆入路可以作为定位参考，降低手术难度。

（4）如果术中选择阴道后穹隆入路，感觉层次不清，进入盆腔困难，可及时更改入路，TU-LESS 也未尝不是一种好的选择。

（5）如果术中需要使用剪刀或者电凝器械分离粘连时，可扩大阴道后壁切口，置入单孔入路平台，再仔细分辨清楚解剖结构，辨识清楚输卵管、卵巢，分离粘连先易后难，由外至内，选取透明膜状粘连带锐性分离，尽量创造充分的充气及操作空间。分离粘连时尽量避开肠管及输尿管，避免脏器损伤。

（6）由于操作空间有限，尽量少使用能量器械，避免误伤肠管，如果肠管过多堆聚，可用自制带线湿盐水纱布自单孔入路平台塞入盆腔，排开肠管，待手术结束后取出。

（邹　倩）

第十五章
免气腹单孔腹腔镜手术在妇科疾病中的应用

一、免气腹腹腔镜手术简介及常用器械

(一)免气腹腹腔镜手术简介及发展状况

悬吊式腹腔镜技术(免气腹腹腔镜)通过腹壁的机械悬吊为腹内手术提供了一个无需持续气体维持的腹腔内手术操作空间。由于无需人工气腹,操作中不必担心漏气,故操作更为方便。

国外免气腹腹腔镜手术兴起于 1991 年,我国的免气腹腹腔镜手术起步于 1993 年,最早用于普外科,多数用于禁忌气腹腹腔镜胆囊切除术的患者、膈疝患者、肺心病患者等。妇科免气腹腹腔镜手术包括腹腔镜阴式子宫切除术、卵巢囊肿剥除术、输卵管切除术、绝育术和盆腔粘连松解术等。在我国,随着微创观念的普及,单孔腹腔镜手术应运而生,免气腹单孔腹腔镜手术作为微创手术名副其实。

免气腹单孔腹腔镜手术在妇科疾病中的应用视频 1

(二)免气腹腹腔镜手术常用器械

腹壁悬吊方法有腹壁全层悬吊法和腹壁皮下悬吊法两种,腹壁皮下悬吊法由于其简便易行,并具有良好的术野,适用于绝大多数盆腔妇科手术。

腹壁皮下悬吊免气腹腹腔镜手术常用的基本手术器械见图 15-1。

1. **悬吊棒** 长约 70 mm,使用时,反方向打开成倒置的"L"形,横杠长约 37 mm,水平横杠上有 4 个挂钩,用于腹壁悬吊钢针抓手吊链的固定。

2. **钢针** 直径 1～2 mm,长约 20 mm,两头锋利,用于脐下腹正中线两侧皮下穿刺,提吊腹壁。

免气腹单孔腹腔镜手术在妇科疾病中的应用视频 2

3. **钢针抓手** 呈"E"形,中间部分与链条相连,两端各有手动的螺旋,下方有裂隙可让钢针穿过。抓手分大、中、小型,其中大型的长 105 mm、中型的长 85 mm、小型的长 65 mm。需根据患者下腹部耻、脐间的间距选择合适的大小。

4. **卷链器** 固定于悬吊棒横杠上,下端悬挂钢针抓手的吊链,用于调节升降。

5. **吊链** 长约 30 mm,下端与钢针抓手相连,上端固定于卷链器。

免气腹单孔腹腔镜手术在妇科疾病中的应用视频 3

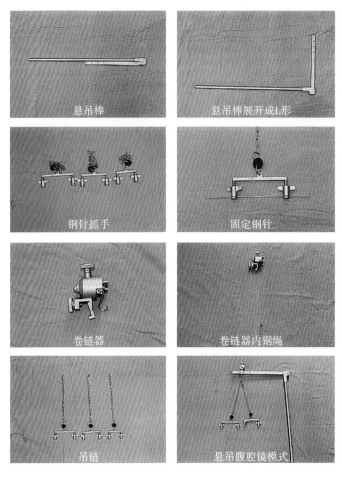

图 15-1 免气腹腹腔镜手术常用的手术器械

6. 其他器械 包括持针器、分离钳、吸引管、打结器、推结器及剪刀等。比气腹腹腔镜手术器械短约 30 cm。

二、免气腹单孔腹腔镜操作平台的建立及手术技巧

(一)患者的术前处理

患者术前准备同常规腹腔镜手术,注意纠正贫血状态,按照妇科手术快速康复原则处理,普通手术术前无需灌肠,注意脐部清洁准备。

(二)免气腹单孔腹腔镜操作平台的建立

1. 第 1 步 经脐纵向切口进腹(同常规单孔腹腔镜手术),置入切口保护套(ND80/90-80/150(B))。

2. 第 2 步 腹壁悬吊。

组装悬吊器械。取出钢针,取脐下腹正中线两侧间距 20～30 mm 为穿刺部位,从脐下 20 mm 左右处穿刺进入腹壁皮下,并沿皮下穿行 80～100 mm 再穿出皮肤,将钢针固定于钢针抓手,剪出钢针多余部分,收紧吊链,调节腹壁高度。

3. 第 3 步 置入腹腔镜探查。腹腔镜下视野的比较见图 15-2。

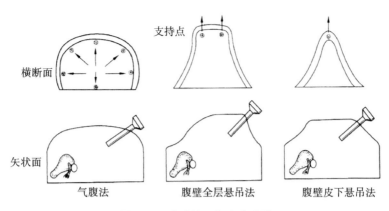

图 15-2 腹腔镜下视野的比较

（三）免气腹单孔腹腔镜手术的基本操作技巧

手术器械和操作方法与有气腹单孔腹腔镜手术基本相同,有时也可用开腹手术的手术器械。操作时不担心漏气,手术器械可自如进出。

1. 钳夹 除了可以用普通腹腔镜手术器械外,许多开腹手术的手术器械也可应用,如长血管钳、持针器、长镊子等,可根据不同的需要选择。

2. 能量器械的使用 悬吊式腹腔镜的吸引器置于脐部切口处吸引产生的烟雾,以保持清晰术野。

3. 缝合打结 缝合打结是单孔腹腔镜手术的难点,免气腹单孔腹腔镜手术术者操作时,可以将悬吊式腹腔镜的专用持针器,甚至是开腹用长持针器,通过脐部操作孔放入腹腔,术者像开腹手术时那样缝合,助手可像开腹手术时那样牵拉缝线,帮助缝合。可通过操作孔将一只手的食指伸入腹腔内进行打结操作,也可使用推结器进行打结,也可用普通持针器在腹腔内打结。

4. 止血 可通过脐部操作孔自如放入纱布压迫止血。

5. 手术分离 术者手指可轻松进入腹腔,手指触摸,增加了手的触觉,协助分离粘连。行子宫肌瘤剔除术时,术者可用手指自操作孔进入腹腔协助分离肌瘤,能减少肌瘤残留风险。

6. 腹腔外手术操作 将腹腔内较游离的脏器或病变经过操作孔取至腹腔外进行手术操作,如大的卵巢囊肿的剥除。

7. 腹腔内的吸引和冲洗 手术时的吸引和冲洗都十分方便,电操作时产生的烟雾也可迅速清除,在要求用大量液体进行腹腔冲洗时,可迅速吸引,方便快捷。

三、免气腹单孔腹腔镜子宫肌瘤剔除术的应用

（一）手术适应证

免气腹单孔腹腔镜子宫肌瘤剔除术:与开腹子宫肌瘤剔除术的适应证基本相同,即子宫肌瘤较大、生长较快或已经引起临床症状,又要求保留子宫者。

（二）手术步骤

（1）经脐纵向切口进腹(同常规单孔腹腔镜手术),置入切口保护套(ND80/90-80/150(B))。

（2）腹壁悬吊:组装悬吊器械。取出钢针,取脐下腹正中线两侧间距 20～30 mm 为穿刺

部位,从脐下 20 mm 左右处穿刺进入腹壁皮下,并沿皮下穿行 80~100 mm 再穿出皮肤,将钢针固定于钢针抓手,收紧吊链,调节腹壁高度。

（3）置入腹腔镜,探查盆腹腔。

（4）剥除肌瘤,宫体部位注入稀释的垂体后叶素 3 U(30 ml),用单极电针切开肌瘤包膜,用大抓钳钳夹肌核,边牵引边旋转并钝性分离肌瘤,同时术者用手指自操作孔进入腹腔协助分离肌瘤。

（5）缝合止血:于操作孔置入专用及普通开腹手术所用的长钳、长持针器,1 号可吸收线连续加间断缝合关闭瘤腔,不留无效腔,打结时可采用悬吊式腹腔镜特有的打结器或直接用开腹手术的打结方法,以缩短手术时间、减少出血。

（6）对于浆膜下肌瘤,用大抓钳抓住肌瘤,用单极电针切断瘤蒂,用 1 号可吸收线缝合修补创面,整个操作过程中助手在脐部切口处用腹腔镜器械帮助固定提拉子宫及吸血,吸引电凝时产生的烟雾。

（7）切除肌瘤后,术者手指直接自操作孔伸进盆腔仔细触摸子宫表面,以免遗漏肌壁间小肌瘤,降低术后复发率。切除的小肌瘤直接从操作孔取出,大的肌瘤则装入取物袋切成条状分解后从操作孔取出送病理检查,一般不需要使用肌瘤粉碎器,因此更为快速、安全(图 15-3)。

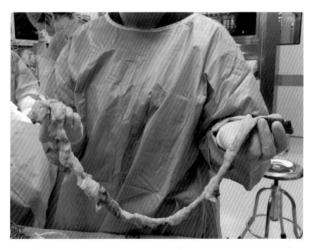

图 15-3 免气腹单孔腹腔镜子宫肌瘤剔除术取出的肌瘤

四、免气腹单孔腹腔镜手术的优缺点

（一）优点

腹腔镜手术在妇科疾病的诊断和治疗方面已经成为一种重要的方式,由于其创伤小、出血少、术后恢复快等优点受到广大患者的青睐。相对于开腹手术,气腹腹腔镜手术有创伤小的优势,但在手术时间方面并不占优势,气腹腹腔镜手术由于使用 CO_2 形成气腹,会造成机体代谢及血流动力学的改变,加之手术操作难度大,而且由于吸引器的应用和套管系统的不密闭、手术切开阴道时气体泄漏等影响气腹状态,手术速度也会受到影响。免气腹单孔腹腔镜手术通过腹壁的机械悬吊为腹腔内手术提供操作空间。由于无需人工气腹,手术时不必担心漏气,故操作更为简便。总结其优点如下。

（1）提高了手术的安全性,扩大了气腹腹腔镜手术的适应证,减少了高碳酸血症、气体栓塞、静脉血栓栓塞等的发生率,避免了老年人因为手术时间过长、腹腔内静脉受压、下肢静脉血流减慢所致深静脉血栓形成,降低了术后肺梗死和脑梗死的发生率,为年老体弱患者提供了腹腔镜手术的可能,与气腹腹腔镜手术形成了优势互补。

(2)可操作性能好:无需密闭,器械出入方便,不必担心气体泄漏;无瓣膜套管可以随呼吸时膈肌活动起到换气的作用,随时排出烟雾以保证良好的术野,节省了手术时间;使用专用的结扎器可以如同开腹手术一样结扎,减少昂贵的一次性套扎线的使用。可以使用开腹手术传统的打结方法在腹腔内、外打结,缩短了手术时间;能使用传统的普外科手术器械和缝合技术,器械臂缩短,容易使用,使手术操作简单化;能快速进行腹腔内吸引,用普通吸引器即可边抽吸边手术,不影响术野;可随时排出电切、电凝组织时产生的烟雾,保证清晰的术野,减少了对腹腔镜专用器械的依赖性,尤其适用于使用电切、电凝较多的手术;可以通过套管触摸病灶,弥补了气腹腹腔镜手术无触感的缺憾;附件病灶可以提拉到腹腔外操作。进行子宫切除手术时应用腹腔镜联合阴道手术更为安全、容易,这样可以缩短手术时间。由于塑料套管与腹壁绝缘,因此可以放心使用电器械。

(3)费用低廉:无需气腹机,低廉的塑料套管经灭菌可重新使用;不需要 CO_2 监视器及与其相关的器械,结扎和缝合的器械费用低廉,能用常规手术所用的缝线,一次性器械的使用少,设备费用仅为气腹设备的 1/10,并可以长久使用。与气腹腹腔镜手术相比,每位患者可以节省 1/3~1/2 的医疗费用。

(4)外形美观:采用单个切口,一方面降低了切口造成的患者术后疼痛、切口感染、切口疝的发生率;另一方面切口位于脐部,比较隐蔽,术后腹壁无新的瘢痕,比传统腹腔镜手术更美观,同时减少了术中、术后麻醉药物及镇痛药物的用量,术后恢复快、住院时间短、住院费用少。我国近年来微创手术逐渐普及,妇科腹腔镜手术占总手术量的比例逐年增高,免气腹腹腔镜手术与气腹腹腔镜手术相比,在手术时间、操作方法、经济费用等方面都具有明显的优势,安全省时、简单易行、经济实用,因此很适合在人口众多、经济相对落后的地区开展,相信此项技术将会得到普及和推广。

(二)缺点

手术难度大,有以下不足之处:①手术空间显露不如气腹腹腔镜手术充分,需要腹壁悬吊装置。操作过程中可加穿刺孔,置入 5 爪拉钩按压肠管帮助显露,或辅以低压气腹扩大手术空间。②器械置入部位集中,形成的操作三角不理想,器械之间相互干扰,影响视野及操作,对手术医生技术要求高。③操作受患者体形影响较大,如患者高度肥胖或腹肌发达,腹壁皮下悬吊形成的操作空间不理想。身材高大者,常规腹腔镜手术器械长度难以达到要求。

单孔腹腔镜手术具有创伤小、恢复快的优点,目前已广泛应用于临床;免气腹腹腔镜手术因无需人工气腹,避免了气腹的不良影响,有助于呼吸循环系统的稳定,相较于传统气腹腹腔镜手术更加安全、可靠。免气腹单孔腹腔镜手术将免气腹腹腔镜手术与单孔腹腔镜手术的优点有机结合,成为一种全新的、安全可行的术式。

(段　洁)

第十六章
机器人单孔腹腔镜手术在妇科疾病中的应用

单孔腹腔镜手术(LESS)因其"无瘢痕、微创"理念得到了越来越多医患的认可,近年来发展迅速。但其具有手术操作三角缺乏、手术器械互相干扰等缺点,给手术操作带来一定困难,导致学习困难、学习曲线长,限制了其在外科领域的推广应用。达芬奇机器人手术系统通过远程控制、三维成像、仿生学和人体工程学等创新技术,克服了传统 LESS 操作中的一些障碍。达芬奇机器人辅助下单孔腹腔镜手术将达芬奇机器人手术系统的优势与单切口的美容效果相结合,展现出巨大的发展前景。目前的妇科机器人单孔腹腔镜手术(R-LESS)根据入路方式不同,分为经脐和经阴道两种,即第一种为机器人辅助经脐 LESS,第二种为机器人辅助经阴道 LESS。

第一节　机器人手术以及机器人单孔腹腔镜手术的发展史

1995 年,美国斯坦福国际咨询研究所开发了世界上第一个机器人远程手术原型。1996年,美国 Computer Motion 公司开发出宙斯(Zeus)机器人系统用于微创手术。2000 年,美国FDA 批准达芬奇机器人应用于临床。2001 年 9 月 7 日,美国使用宙斯(Zeus)机器人系统成功实施了世界上第一例微创远程机器人辅助手术。患者位于法国斯特拉斯堡,诊断为胆结石,外科医生位于相距七千多米的美国纽约,这次的手术被称为"林德伯格手术",标志着微创外科技术跨时代的飞跃。2005 年,FDA 批准达芬奇机器人应用于妇科领域。2009 年,美国学者Escobar 等首次报道将机器人与单孔腹腔镜结合应用于妇科手术,术者为一位 60 岁患乳腺癌且乳腺癌易感基因阳性的患者完成了机器人辅助经脐单孔腹腔镜下预防性全子宫双附件切除手术,手术历时 168 min,术后患者恢复良好。2013 年 3 月,FDA 批准达芬奇机器人单孔腹腔镜手术用于妇科领域,同年,Intuitive Surgical 公司在达芬奇机器人基础上,生产出搭配机器人的单孔器械,凭借特定软件的转化功能,克服了 LESS 术者左右手互换不协调导致的操作难点,恢复了手术操作三角,降低了手术难度。历经多次升级和修改,如今达芬奇机器人已经发展到第 5 代。最近,国产单孔腔镜手术机器人也开始崭露头角,我国首个拥有完全自主知识产权的腔镜手术机器人精锋单孔腔镜手术机器人 SP1000 于 2022 年 3 月 2 日在中国人民解放军总医院第一医学中心成功完成了一例单孔腔镜手术机器人辅助腹腔镜下卵巢囊肿剥除术,这也是国产单孔腔镜手术机器人完成的中国首例妇科临床试验;2022 年 3 月 22 日,精锋单孔腔镜手术机器人在四川大学华西第二医院,完成了国内首例单孔腔镜机器人辅助下腹腔镜全子宫切除加双输卵管切除术。

第二节 单孔腔镜手术机器人操作平台及其工作原理

1. 操作控制台 术者可在手术室无菌区之外的主控制台中操作两个主控制器及通过脚踏来实施手术,该操作控制台更符合人体工程力学的设计,器械末端动作与术者在操作控制台的双手操作同步,可操控性强。

2. 床旁机械臂系统 为了完成手术执行臂和视觉引导臂支撑作业而设计的另一个主要操作部件就是床旁机械臂系统。需要助手在术者旁的无菌区内及时更换手术器械,以协助术者完成一系列手术操作,所以助手比术者有更优先的控制操作权,应更熟悉机械臂构造。相比人手的五个自由度转动,手术机器人机械臂有七个自由度的转动方式,在狭小的解剖区域中操作更加灵活,术者可凭现有的手术经验准确完成人手动作重现。

3. 视频处理成像系统 视频处理成像系统位于无菌区之外,可由护士进行操作,能将术野放大 10 倍,并能清晰显示患者体内的三维立体的高清影像,术者可自行控制镜头,保证治疗的准确性和精确性。

第三节 机器人单孔腹腔镜手术在妇科良性 疾病中的应用

1. 子宫切除术 首例妇科 R-LESS 即为子宫切除手术。Paek 等开展的 467 例因妇科良性疾病切除全子宫的病例研究表明,R-LESS 与 LESS 相比,手术时间延长,但术中出血量显著减少,术后并发症无显著差异。2018 年一篇系统综述纳入了 R-LESS 应用于子宫切除术的 26 项研究,共有 810 例妇科非肿瘤性疾病患者行子宫切除术,手术时间 60~311 min,术中出血量 7~750 ml,切除子宫 39~520 g。4.9% 的患者出现并发症,包括出血、阴道血肿、裂伤和裂开、脐疝、内脏损伤。该研究发现,年龄和 BMI 不影响 R-LESS 的手术结局,术者熟练程度高可能会减少并发症的发生并缩短手术时间。Gungord 等研究比较了 R-LESS 和 LESS 两种技术应用于良性疾病或早期子宫内膜癌患者的子宫切除术的情况,研究结果显示两种技术的中位手术时间、中位子宫切除时间、中位出血量在数据上均相似,两者均无并发症发生。Moon 等对 55 例 R-LESS 子宫切除术患者采用了新的针头驱动器缝合阴道残端,利用针头驱动器从阴道残端边缘横向角度进针,同时拖动并形成足够的线环,大大缩短了手术时间,简化了手术操作步骤,使单孔腔镜手术机器人缝合技术有了进一步提高。

2. 子宫肌瘤剔除术 2015 年 Lewis 等首次报道,4 例肥胖患者应用 R-LESS 完成子宫肌瘤剔除术,术中使用倒刺线缝合子宫创面,平均手术时间 210 min,平均出血量 103 ml,除 1 例患者发生术后尿潴留外,其余患者均无术中、术后并发症发生,证实了 R-LESS 在子宫肌瘤剔除术中的可行性,同时该研究也提出,因机器人缺乏力量反馈,术后子宫破裂的风险可能增加。Choi 等成功运用 R-LESS 开展 61 例子宫肌瘤剔除术,肌瘤最大直径达 12.8 cm,剔除数目最多达 12 枚,手术均成功,无相关并发症发生。许多研究表明了 R-LESS 在子宫肌瘤剔除术中的可行性和安全性,肌瘤的类型(浆膜下肌瘤、肌壁间肌瘤或阔韧带肌瘤等)及肌瘤的位置(前壁、后壁等)均不会限制 R-LESS,并可以使患者获得良好的预后和满意的美容效果。

3. 卵巢囊肿剥除术 2015 年 Gungor 等报道了 1 例 27 岁患者因卵巢皮样囊肿行 R-LESS 卵巢囊肿剥除术,术中精细地将病变组织和正常卵巢组织剥离,用时仅 60 min,术后恢复良好。Gargiulo 等对 1 例 26 岁患者因双侧卵巢巨大囊肿行 R-LESS,用时 127 min,患者于接受手术当天出院且术后恢复良好。研究显示,由于 R-LESS 的精准性,术中可以减少对正常卵巢组织的破坏,对年轻女性生育功能影响较小。

4. 子宫内膜异位症 许多子宫内膜异位症患者常伴严重的盆腔粘连,手术难度往往较大。传统腹腔镜手术因操作空间有限和操作视野较为平面,操作非常棘手,术后膀胱、输尿管及肠管损伤等并发症发生风险较大,且因病灶难以彻底清除,术后复发率较高。R-LESS 因其具有三维立体高清成像、精准定位、手术精细等特点,具有明显的优势,特别是在处理深部浸润性子宫内膜异位症或伴有周围脏器浸润的子宫内膜内异症病灶时。

5. 盆底功能障碍性疾病 自 2016 年起陆续出现了多篇应用 R-LESS 完成阴道骶骨固定术的文献,其中 Davila 等报道了 5 例 R-LESS 与 13 例 LESS 的对比研究,结果显示二者的临床结果无显著差异。Liu 等对 15 例 POP-Q Ⅱ～Ⅳ度患者行 R-LESS 阴道骶骨固定术,网片放置时间约为 22 min,骶骨固定时间约为 74 min,术中使用了倒刺线缝合和腹膜后隧道技术,降低了手术难度,患者均未发生并发症。Guan 等也认为,倒刺线和腹膜后隧道技术能明显缩短 R-LESS 阴道骶骨固定术的学习曲线,并通过演示手术过程的方式展示了使用针头驱动器简化缝合过程的技巧。Matanes 等对 25 例患者行机器人单孔腹腔镜子宫次全切联合阴道骶骨固定术,前 15 例平均手术时间 190 min,随着手术经验的积累,后 10 例手术时间显著缩短,且均无术中、术后严重并发症发生。传统单孔腹腔镜下将网片缝合到宫颈残端和阴道壁困难,因单孔腔镜手术机器人操作平台有 360°灵活运动的机械手腕,该操作难度减小。上述研究表明,机器人单孔腹腔镜下盆底重建手术是可行且安全的,但仍需要大量临床试验证实。

第四节　机器人单孔腹腔镜手术在妇科恶性肿瘤中的应用

由于单孔腔镜手术机器人操作平台的技术优势主要体现在其能在狭小空间内精细操作,故其在妇科恶性肿瘤的手术治疗中更能充分发挥特长。2015 年 Sinno 等以视频形式首次报道了 R-LESS 根治性子宫切除术、前哨淋巴结绘图及盆腔淋巴结切除术治疗ⅠB1 期宫颈癌,手术用时 320 min,出血量 200 ml,未发生切口出血、感染等并发症。Vizza 等对 20 例宫颈癌患者行 R-LESS 广泛性子宫切除及盆腔淋巴结清扫术,平均手术时间为 190 min,平均出血量 75 ml,没有发生严重的术后并发症。上海长征医院刘晓军、高京海团队也发表了对 12 例患者成功实施 R-LESS 宫颈癌根治术的报道。这些研究均证实了 R-LESS 在宫颈癌根治术中的可行性。

Moukarzel 等对早期子宫内膜癌患者行全子宫切除联合前哨淋巴结清扫术,结果表明,R-LESS 和传统机器人多孔腹腔镜手术的手术时间、术中出血量无明显差异。Corrado 等研究表明,对于不采取前哨淋巴结清扫的早期子宫内膜癌患者,R-LESS 不仅可以达到与传统机器人腹腔镜手术相同的治疗效果,还可以缩短住院时间。上海长征医院刘晓军、高京海团队通过28 例行 R-LESS 及 32 例行 LESS 的早期子宫内膜癌患者的全面分期手术对比研究,认为两种手术方法均有效,但 R-LESS 手术时间及术中出血量均少于 LESS。

目前,R-LESS 在卵巢癌中开展较少。Paek 等在 2016 年报道了 R-LESS 与 LESS 在卵巢癌治疗上的对比研究,R-LESS 没有手术中转及辅助切口增加的情况,而 LESS 中 2.5% 的患者术中另外增加了辅助切口;R-LESS 无手术并发症发生,LESS 并发症发生率为 1.3%;两者术中出血量无显著差异,但 R-LESS 的手术时间较长。Yoo 等在 2018 年报道了 1 例 R-LESS 早期卵巢癌全面分期手术,术中完成了盆腔及腹主动脉旁(肠系膜下动脉水平)淋巴结清扫,以及横结肠水平以下的大网膜切除,手术时间 280 min,出血量约 100 ml,未出现手术并发症,进一步证实了 R-LESS 在早期卵巢癌全面分期手术中的可行性。

第五节 机器人辅助经阴道单孔腹腔镜手术

2015 年 Lee 等报道了 4 例机器人辅助经阴道单孔腹腔镜子宫切除术。2020 年 Yang 等报道了 13 例机器人辅助经阴道单孔腹腔镜子宫切除术,手术过程顺利,术后无明显并发症。这些研究证实了机器人辅助经阴道单孔腹腔镜子宫切除术是安全可行的。另有文献指出,术前可利用超声等技术确定子宫肌瘤的位置,根据肌瘤位置分别选用前、后穹隆入路剔除子宫肌瘤,也取得了比较满意的效果。总体而言,由于手术经验和未知、潜在的并发症风险,目前机器人辅助经阴道 LESS 尚处于初步发展阶段,其手术适应证仍在不断探索中。随着设备的不断改进和技术的日益成熟,该类手术因具有腹部无切口的美容优势,在妇科微创领域必然会有广阔的发展前景。

第六节 机器人单孔腹腔镜手术的优势和局限性

R-LESS 与传统 LESS 相比,具有以下优势:①通过单孔腔镜手术机器人操作平台可以看到放大 10 倍的三维立体术野,能弥补深度感的缺失,使术者能更精准地辨认解剖结构和操作距离,从而提高手术的精准性;②R-LESS 平台的控制系统可以消除直接操作时的人手抖动,使手术操作更加稳定;③机器人机械臂灵活的腕式结构可以实现器械末端360°任意方向调节,利用半硬器械通过弯曲穿刺器来重建操作三角,在一定程度上克服了传统 LESS 中器械平行带来的"筷子效应",减少了器械碰撞,大大降低了手术难度;④机器人手术系统通过内置调节软件,将器械重新分配,克服了传统 LESS 左右手交叉操作造成的手眼不协调,更符合人体工程学,降低了手术难度;⑤持针器具有内腕功能,缝合时更接近多孔腹腔镜手术时的操作三角,使缝合相对容易;⑥术者可通过调整镜头和辅助机械臂,降低助手的操作难度,减少助手因素对手术的影响。术者于术中采取坐姿,更符合人体工程学的设计,极大地降低了术者的疲劳感,同时远离手术操作台,避免了术者与助手拥挤、相互干扰。

R-LESS 仍存在以下局限性:①器械选择存在一定局限性,配套器械的种类较少,操作便利性有待提高;②与机器人多孔腹腔镜手术相似,仍存在触觉和应力的反馈体系缺陷,只能通过术者的视觉和手术经验弥补;③目前使用的半弯半硬器械牵拉、缝合时的张力不够,造成手术困难和时间延长;④尽管半弯半硬器械及交叉操作提供了操作三角,但机械臂在操作中的夹角仍不够充分,手术空间仍然有限,造成手术难度较传统多孔腹腔镜手术大,应用于妇科恶性肿瘤时操作困难,对术者的手术技巧要求很高;⑤机器人设备成本及维护费用高,手术费用高昂,影响其推广使用。

第七节　机器人单孔腹腔镜手术的展望

目前,R-LESS在各大医院得到了积极的推广与发展。虽然还存在局限性,但我们相信,未来随着专用机器人的研发和器械的不断改进,以及手术技巧的提高,R-LESS的适应证将会越来越广泛,在妇科手术领域将会得到进一步的应用和推广。

(陈德军)

第十七章
多科联合的单孔腹腔镜手术

第一节　联合外科单孔腹腔镜胆囊切除术

一、手术准备

（一）病例准备

患者为妇科疾病合并胆囊良性疾病。胆囊良性疾病主要包括胆囊结石、胆囊炎、胆囊息肉样病变（polypoid lesion of gallbladder，PLG）、胆囊腺肌症等。胆囊良性疾病的手术指征：①胆囊结石，无论是否有症状；②有相关并发症，如继发性胆总管结石、胆管炎、胆源性胰腺炎等；③具有胆囊癌危险因素，如胆囊萎缩、胆囊充满型结石、瓷化胆囊、胆囊壁增厚（≥3 mm）、胆囊肿瘤性息肉等；④合并先天性胰胆管汇合异常、原发性硬化性胆管炎、肥胖与糖尿病等；⑤胆囊畸形等。

多科联合的单孔腹腔镜手术

（二）器械准备

单孔腹腔镜手术专用穿刺器、镜头（直径 5 mm 30°镜头）、操作器械（包括胆囊抓钳、无损伤肠钳、血管分离钳、直角分离钳、超声刀、单极电钩、吸引器等）、荷包缝针（直针）及其他手术常用器械。

（三）体位准备

妇科手术通常为盆腔手术，取截石位、头低臀高位，因此联合手术可使用双腿较低的改良截石位（图 17-1）。行胆囊切除术的患者需调整至头高臀低左侧卧位，因此术前需放置左侧肩部挡板及双侧肩托。

（四）消毒准备

因患者需同时行上腹部、盆腔、会阴手术，消毒范围应为上至乳头连线，下至大腿上 1/3，包括会阴区域。

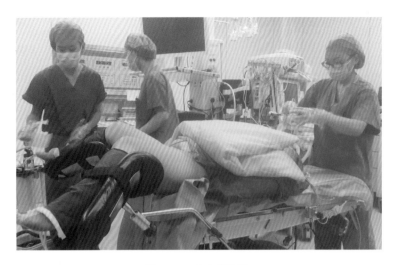

图 17-1 改良截石位

二、手术操作与技巧

调整体位至头高 10°～15°，左倾 10°～15°。

荷包缝针自右肋下胆囊底部穿入腹腔，于胆囊底部贴近肝脏脏面 1 cm 处，缝穿胆囊浆膜层(图 17-2)，并穿出腹腔至体外，血管钳钳夹后固定(图 17-3)，将胆囊悬吊于腹壁，保持胆囊颈部持续张力(图 17-4)。注意选择穿刺点于肋缘下，避免穿刺入胸腔引起气胸。

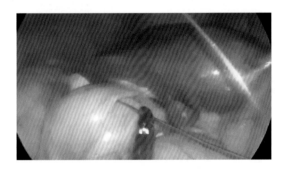

图 17-2 胆囊底部悬吊

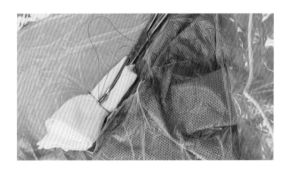

图 17-3 体外固定悬吊线

胆囊切除可分为顺行切除与逆行切除，由于单孔腹腔镜下胆囊三角暴露困难，多采用逆行切除。首先切开胆囊底部和体部两侧的浆膜层，用钳夹住胆囊底部，将胆囊自下向内自肝面牵开，同时将胆囊逐步自胆囊床剥离，遇有小血管自胆囊后面连到肝脏者需个别结扎或电凝止血(图 17-5、图 17-6)。因悬吊处的浆膜层内含有缝线，易损伤胆囊致胆囊破损，因此，应钝性分离胆囊浆膜层。

胆囊床剥离至胆囊颈部时，可在其内上缘找到胆囊动脉，然后在靠近胆囊壁的位置结扎切断胆囊动脉(图 17-7)。胆囊颈部完全游离后，将胆囊颈部向外牵拉，暴露胆囊管，并随胆囊管向下追踪至胆总管，明确胆总管、肝总管、胆囊管之间的关系后，钳夹、切断并结扎胆囊管，切除胆囊(图 17-8)。修整胆囊底部残余胆囊浆膜，剪断悬吊丝线。

胆囊床创面电凝止血，盐水冲洗胆囊床，检查有无活动性出血及胆瘘(图 17-9)。经单孔腹腔镜切口处取出胆囊标本。

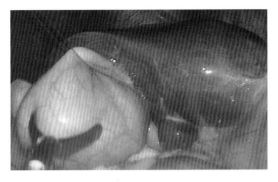

图 17-4 悬吊成功

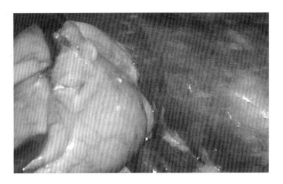

图 17-5 游离胆囊床

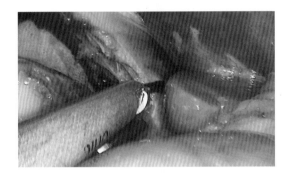

图 17-6 解剖胆囊三角

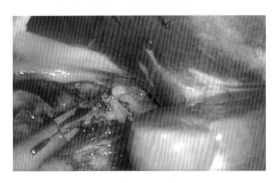

图 17-7 夹闭胆囊动脉

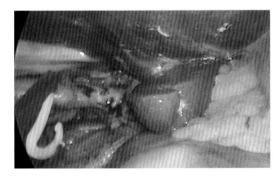

图 17-8 夹闭胆囊管

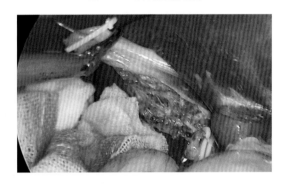

图 17-9 检查创面

三、手术要点分析

切除胆囊前可填塞一块湿纱布至胆囊下方,用于保护下方组织,避免热损伤,同时可以便于显露胆囊三角。

单孔腹腔镜手术的"筷子效应"明显,操作时先将操作器械同时伸进操作区域后再进行微调,可避免操作器械之间的互相干扰。同时镜头尽量位于操作器械上方,可在尽量保证视野范围的同时避免操作干扰。

单孔腹腔镜手术中对于胆囊三角的暴露不完全,因此术前应做好相关影像学检查,明确有无解剖变异,术中应小心谨慎,充分游离后再离断,尽量避免术中的意外损伤。

(何小军 罗会华)

第二节 联合外科单孔腹腔镜阑尾切除术

一、手术准备

(一)手术适应证

(1)急、慢性阑尾炎。

(2)阑尾尖端肿瘤。

(3)妇科肿瘤手术需行阑尾切除者。

(二)器械准备

超声刀/单极电凝/双极电凝、一次性 Hem-o-lok 夹、单孔套装、直径 5 mm 30°镜头,其他常规腹腔镜手术器械。

(三)体位准备

头低臀高(10°~15°),左侧卧(10°~15°)位。

(四)消毒准备

消毒范围上至乳头连线,下至大腿上 1/3,两侧至腋后线。

二、手术操作与技巧

(一)手术布局

术者和扶镜者站于患者左侧,显示器放置于脚端,偏右侧,器械护士站于左侧,经脐逐层切开皮肤、筋膜、腹膜组织,置入单孔套装。

(二)探查腹腔

沿结肠带寻找阑尾,如阑尾炎不典型,需探查距离回盲部 150 cm 范围内的回肠,女性患者需同时探查子宫、附件(图 17-10、图 17-11)。

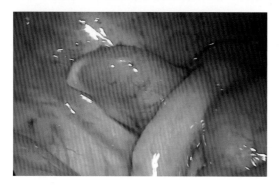
图 17-10 检查回盲部

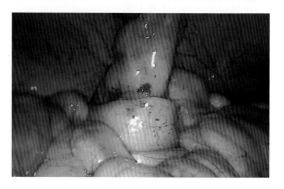
图 17-11 提起阑尾及系膜

(三)处理阑尾系膜

首先游离阑尾及阑尾系膜与周围组织的粘连,配合吸引器以钝性分离为主,必要时配合超声刀分离粘连;用超声刀或电凝分离阑尾系膜至阑尾根部,处理阑尾系膜时需靠近阑尾,若遇阑尾动脉需于动脉近端凝闭后再行切断或使用 Hem-o-lok 夹夹闭阑尾动脉(图 17-12、图 17-13)。

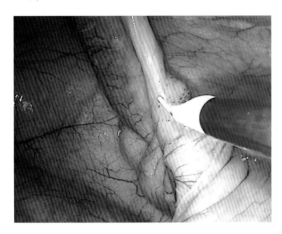 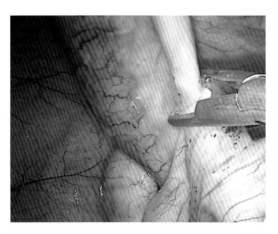

图 17-12 处理阑尾系膜   图 17-13 Hem-o-lok 夹夹闭阑尾动脉

(四)处理阑尾根部

阑尾根部的处理方法有多种,可以选择阑尾根部缝扎、结扎夹夹闭、圈套器圈套等,阑尾残端不宜过长,以 5 mm 为宜,具体选择哪一种方法需根据术者习惯、阑尾根部情况综合考虑,如阑尾根部炎症较重或穿孔,推荐以缝扎为主,因结扎夹和圈套器可能导致阑尾根部离断,在使用结扎夹夹闭和圈套器圈套阑尾根部时,应缓慢闭合,避免动作粗暴导致阑尾根部离断。腹腔镜下尤其是单孔腹腔镜下荷包缝合较困难,增加手术时长,如阑尾根部情况良好,可不常规行荷包缝合或“8”字缝合。以缝扎阑尾根部为例,使用 3-0 带针可吸收线,缝针制成“雪橇”状,针尾线预留 10 cm,在距离阑尾根部约 5 mm 处,避开阑尾动脉,行 U 形缝合,先正针缝合术者对侧阑尾,再反针缝合术者侧阑尾,腹腔镜下打结时左手持线绕右手持针器,左右手配合,成结后丝线可绕阑尾一圈后再次牢固打结;用超声刀或电凝处理病变阑尾。

(五)取出阑尾

建议使用切口保护套,避免切口感染,导致脐疝发生。

(六)检查阑尾残端及系膜,放置腹腔引流管

如周围渗出较多,可用吸引器局部冲洗,检查阑尾系膜,判断阑尾动脉是否有活动性出血;如阑尾根部炎症较重或穿孔,酌情放置腹腔引流管。

(何小军　罗会华)

第十八章

经脐单孔腹腔镜
手术患者护理

一、护理问题

1. 焦虑 与不了解手术风险、担心疾病预后及影响生育有关。

2. 感染 与手术创伤及免疫力下降有关。

3. 腹痛、腹胀 与术中 CO_2 残留、手术创伤及麻醉作用消失有关。

4. 潜在并发症 如下肢深静脉血栓形成,与病情、手术、术后活动量减少有关。

二、护理目标

(1) 讲解疾病相关知识、手术经过及预后,帮助患者在围手术期保持良好心理状态。

(2) 做好围手术期各项护理,观察患者生命体征,遵医嘱合理使用抗生素,根据患者胃肠功能恢复情况指导饮食,增加营养摄入,避免感染发生。

(3) 指导患者深呼吸,取舒适卧位及尽早开始床上活动,渐进行下床活动,缓解腹痛、腹胀。

(4) 鼓励并协助患者尽早下床活动,避免发生下肢深静脉血栓形成等潜在并发症。

三、护理措施

1. 心理护理 疾病引起身体不适、对医院环境的陌生感、患处属于女性隐私部位、对手术的恐惧、手术对生育功能的影响,会使患者明显羞涩、焦虑、不安。护士应积极地用通俗易懂的语言为患者讲述疾病引起身体不适的原因,介绍住院环境及制度、检查项目的目的及配合措施、术前准备的内容及需要时间,鼓励家属关心支持,使患者调整心态,用积极的心态面对手术(图 18-1)。

2. 皮肤准备 术前进行有效的皮肤准备能减少术野皮肤致病菌,预防手术部位感染。《外科护理学》中手术区皮肤准备范围包括切口周围至少 15 cm 的区域。腹腔镜手术尤其应注意脐孔清洁,脐部先天有瘢痕,脐孔污垢不易清除,史红梅等使用 10％肥皂液浸泡脐孔后用清水冲洗,最后使用 75％酒精消毒,可使脐孔清洁彻底。术前 1 天按腹部手术备皮要求常规剃毛,用清洁棉清洁脐孔,动作轻柔,不可导致皮肤损伤,最后检查脐孔是否清洗干净。

3. 阴道及胃肠道准备 为避免上行感染,根据病情及医嘱术前 1～3 天每天用 0.5％水剂

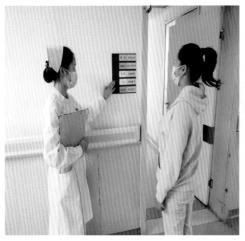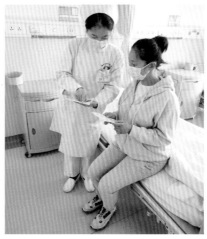

图 18-1　讲解规章制度及疾病相关知识

活力碘棉球行阴道擦洗。患者入院即进半流质饮食,术前 1 天进流质饮食,因为全身麻醉后患者意识、咽反射消失,反流物误入气道会引起气道梗阻、吸入性肺炎甚至窒息。择期手术术前 8 h 禁食、4 h 禁饮。为避免术中污染和术后腹胀的发生,根据医嘱酌情口服舒泰清或灌肠等,做好肠道准备。

4. 健康教育　术前发放健康教育处方(图 18-2),教会患者踝泵运动(图 18-3)、拍背(图 18-4)、有效咳嗽,术后患者做下肢功能锻炼能促进血液和淋巴的回流,是预防下肢深静脉血栓形成的关键,尤其应强调正确踝泵运动方法的重要性。

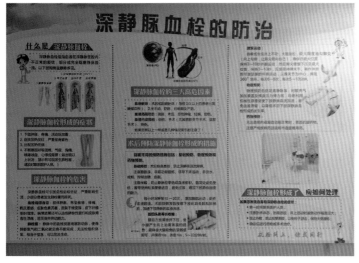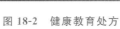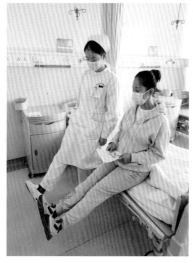

图 18-2　健康教育处方　　　　　　　　图 18-3　教会患者踝泵运动

5. 术后护理

(1)全身麻醉常规护理:术后患者返回病房后去枕平卧 6～8 h,遵医嘱予以氧气吸入 3 h,心电及血氧饱和度监测 4 h,密切监测患者生命体征变化。对部分患者还需观察有无阴道出血。

(2)饮食指导:术后 6 h 先喝温水,无恶心、呕吐、腹胀等胃肠不适再喝米汤、鱼汤等,肛门

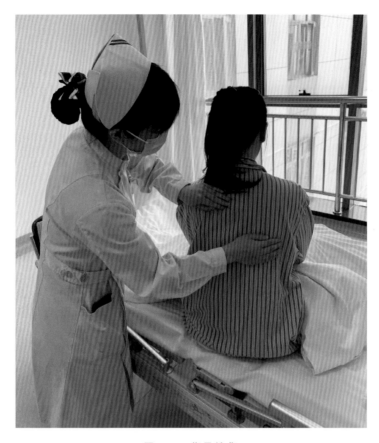

图 18-4　指导拍背

排气后进稀饭、面条类半流质饮食，无腹胀或排大便后进易消化普食。

（3）活动指导：虽然单孔腹腔镜手术为微创手术，但患者仍有精神和体力上的消耗，由于害怕影响切口愈合，患者都愿意卧床休息。早期活动可促进康复，增加肺活量，促进血液循环，防止下肢静脉淤血，促进胃肠蠕动，促进膀胱功能恢复，增加食欲。应鼓励、协助患者进行渐进性活动，促进患者快速康复。

（4）呕吐及疼痛护理：患者恶心、呕吐时将头偏向一边，及时清除呕吐物，保持气道通畅，呕吐频繁时需遵医嘱给予止吐剂。单孔腹腔镜手术创伤小，疼痛轻，24 h 后逐渐缓解。腹腔内残留 CO_2 气体刺激膈肌所致的膈肌痛，术后 2～3 天会逐渐缓解或消失，对不能耐受疼痛者遵医嘱给予双氯芬酸钠塞肛。

（5）并发症观察及护理：单孔腹腔镜手术切口愈合不良的并发症发生率为 1%～22%。术前充分的脐部清洁，术时脐部严格消毒，手术结束时脐部精细的缝合操作，术后护理时注意保持切口清洁、干燥均可预防切口愈合不良。密切观察血压、脉搏、引流液情况，及早发现腹腔内出血。

四、护理评价

经脐单孔腹腔镜手术的切口位置在人类先天有瘢痕的脐部，微创程度更高，患者出血少、疼痛轻，术后生命体征平稳，肠功能恢复快，治疗效果好，住院时间短，可达到快速康复目的。

五、护理体会

脐部为胚胎期自然腔道,是腹腔镜手术入路之一,相对于传统多孔腹腔镜手术,单孔腹腔镜手术的优势在于可利用脐部先天的皮肤皱褶遮盖切口,切口小且美观。术后不留任何瘢痕,满足了广大爱美女性的需求。但是外科应激、疼痛、术后卧床、饥饿、引流管使用等因素均可降低患者身体舒适度。护理团队应注重术前的心理护理和健康宣教,完善各项术前准备,让患者积极配合治疗。术前做好充分的准备,术后精细观察及护理,鼓励患者进食、早期活动,促进早期康复,提高患者的信任感、满意度。

(谢　娟　方　琳　胡毅兰　周　炫)

第十九章
困难及特殊单孔腹腔镜手术案例精选

第一节 Ⅲ型剖宫产术后子宫瘢痕妊娠物切除及修补术

髂内动脉结扎＋剖宫产术后子宫瘢痕妊娠物切除术

【实例精选】

（1）一般资料:黄某某,32 岁。

（2）主诉:停经 2 个月余,B 超提示切口妊娠 14 天。

（3）现病史:患者末次月经为 2020 年 5 月 30 日。2020 年 8 月 6 日我院 B 超提示,宫腔下段可见 5.9 cm×3.9 cm×3.5 cm 的孕囊回声,胚胎长 2.9 cm,相当于孕 9.5 周。孕囊下缘位于子宫下段前壁切口处(图 19-1)。患者起病以来,精神可、食欲可、睡眠好,大小便正常,体重无明显改变。

（4）既往史:2018 年因"羊水过少"行剖宫产术,无外伤史,无输血史,无药物过敏史。

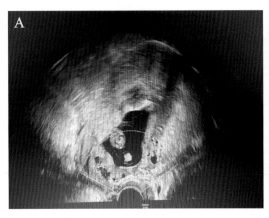
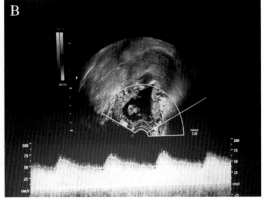

图 19-1　B 超影像:A,宫腔下段可见 5.9 cm×3.9 cm×3.5 cm 的孕囊回声;B,前壁局部浆膜层可见毛刺样血流信号

（5）月经婚育史:25 岁结婚,剖宫产 1 次,稽留流产 2 次,现存 1 女。13 岁月经初潮,月经

规律,周期 28 天,经期 6 天,经量正常,无血块,无痛经,末次月经 2020 年 5 月 30 日。

(6) 妇科检查:外阴已婚式;阴道通畅,无阴道出血,无异味;宫颈光滑,无举痛;子宫前位,孕 3 个月大小,质软,活动度好,无压痛;双侧附件区无增厚,无压痛,未扪及包块。

(7) 辅助检查:2020 年 8 月 6 日我院血常规提示,白细胞计数 5.97×10^9/L,中性粒细胞绝对值 4.55×10^9/L。血 β-HCG:74891 mU/ml。心电图正常。感染八项:HBsAg(一),HBsAb(＋),HBeAg(一),HBeAb(一),HBcAb(一),Tp(一),HIV(一),HCV(一)。血糖、电解质、肝功能、肾功能、凝血常规、D-二聚体均未见明显异常;ABO 血型"A"型,Rh(阳性)。2020 年 8 月 6 日我院 B 超提示,宫腔下段可见 5.9 cm×3.9 cm×3.5 cm 的孕囊回声,其内可见卵黄囊,胚胎及胎心搏动。孕囊下缘位于子宫下段前壁切口处,距子宫下段前壁浆膜层最薄处约 0.58 cm,于子宫下段右侧前后壁间可见血流信号相通连,测得 RI 0.39,前壁局部浆膜层可见毛刺样血流信号,测得 RI 0.46。2020 年 8 月 7 日胸部 CT 未见明显异常。

【手术指征】 Ⅲ型剖宫产术后子宫瘢痕妊娠。

【手术方式】 单孔腹腔镜双侧髂内动脉结扎术＋剖宫产术后子宫瘢痕妊娠物切除术＋子宫下段修复整形术＋清宫术＋脐部整形术。

【术前准备】 术前完善相关辅助检查,评估手术风险,术前谈话,备皮,备血等。

【手术步骤】

(1) 麻醉:气管插管全身麻醉。

(2) 体位:截石位、头低臀高位。

(3) 手术步骤。

①麻醉成功后,患者取截石位,常规消毒铺巾,连接导尿管。

②取脐孔正中做一长约 2 cm 纵向切口,逐层进腹顺利,置入单孔入路平台,通入 CO_2 建立人工气腹。

③置镜所见:子宫下段膨大约 6 cm×6 cm×5 cm,表面呈紫蓝色,见怒张血管;左侧附件外观未见明显异常;右侧附件外观未见明显异常。

④用超声刀打开阔韧带后叶,逐层分开暴露左侧髂内动脉,7 号丝线绕过左侧髂内动脉,打一活结,同法处理右侧髂内动脉。

⑤用超声刀打开子宫膀胱腹膜反折,下推膀胱,直至完全暴露子宫下段妊娠包块。

⑥消毒阴道,行清宫术,清出大部分绒毛及蜕膜组织。

⑦腹腔镜下见切口妊娠包块塌陷,用超声刀切除妊娠包块,剪刀修剪创缘,1-0 可吸收线双层缝合子宫下段切口。

⑧经阴道探查宫腔,确认子宫下段无狭窄,放置宫腔引流管 1 根,压迫球囊内注入生理盐水 2 ml。

⑨腹腔镜下置入取物袋取出子宫下段切除物。

⑩反复冲洗盆腔,逐层关腹,重塑脐孔外形,术毕。

⑪术中顺利,术中出血量约 20 ml,术中尿色清亮,尿量约 500 ml,术中切除瘢痕组织及宫腔清出物送病理检查(简称病检)。

⑫术后病检回报:a.子宫切口肌层组织及妊娠物,增生的平滑肌组织伴出血变性及绒毛组织;b.宫内刮出物,绒毛组织伴钙化(图 19-2)。

⑬术后 2 天复查血 β-HCG:1304 mU/ml。

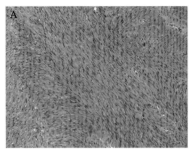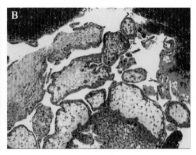

图 19-2　病理切片图片(HE 染色):A,子宫切口肌层组织及妊娠物;B,宫内刮出物

（吴　莺）

第二节　盆腹腔种植子宫肌瘤切除术

盆腹腔种植
子宫肌瘤
切除术

【实例精选】

（1）一般资料:简某某,31 岁。

（2）主诉:子宫肌瘤剔除术后 6 年,B 超提示子宫肿物 2 天。

（3）现病史:2016 年行腹腔镜子宫肌瘤剔除术。2022 年 7 月 9 日我院 B 超发现,子宫浆膜下肌瘤(6.6 cm×6.7 cm×5.4 cm),其间无阴道流血、下腹胀痛、头昏乏力、心慌胸闷等不适。为进一步诊治,今来我院要求治疗,门诊遂以"子宫肿物"收入院。患者起病以来,精神可、食欲可、睡眠好,大小便正常,体重无明显改变。

（4）既往史:2016 年行腹腔镜子宫肌瘤剔除术,2016 年行右侧乳腺纤维瘤切除术,2017 年因胎儿畸形引产 1 次,2019 年胎停清宫 1 次。

（5）月经婚育史:26 岁结婚,2017 年因胎儿畸形引产 1 次,2019 年胎停清宫 1 次。14 岁月经初潮,月经规律,周期 28～30 天,经期 5～7 天,经量正常,无血块,无痛经,末次月经 2020 年 6 月 29 日。

（6）妇科检查:外阴已婚式;阴道通畅,无阴道出血,无异味;宫颈光滑,无举痛;子宫前位,近孕 2$^+$ 个月大小,质中等,活动度好,无压痛;双侧附件区无增厚,无压痛,未扪及包块。

（7）辅助检查:2022 年 7 月 9 日我院 B 超发现,子宫浆膜下肌瘤,子宫后方可见 6.6 cm×6.7 cm×5.4 cm 的肿物,其内回声不均匀,边界清,其内可见血流信号(图 19-3);2021 年 11 月我院查宫颈 TCT 及 HPV 提示正常;2022 年 7 月 9 日我院查白带常规正常;2022 年 7 月 9 日我院查心电图提示窦性心律。

【手术指征】　①盆腔肿物;②瘢痕子宫。

【手术方式】　单孔腹腔镜肠系膜肿物切除术＋子宫肌瘤切除术＋双侧输卵管系膜囊肿摘除术＋肠粘连松解术＋盆腔粘连松解术＋脐部整形术。

【术前准备】　术前完善相关辅助检查,评估手术风险,术前谈话,备皮,备血等。

【手术步骤】

（1）麻醉:气管插管全身麻醉。

（2）体位:截石位、头低臀高位。

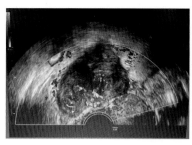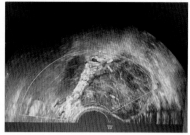

图 19-3 B 超影像,子宫后方见一肿物,其内回声不均匀,边界清,其内可见血流信号,与子宫关系不密切

（3）手术步骤。

①麻醉成功后,患者取截石位,常规消毒铺巾,连接导尿管。

②取脐孔正中做一长约 2 cm 纵向切口,逐层进腹顺利,置入单孔入路平台,通入 CO_2 建立人工气腹。

③置镜所见:子宫平位,形态不规则,肠系膜与子宫左侧底部形成小片状纤维粘连带,左、右侧前壁可见两个大小约为 0.5 cm 的肌瘤,活动度可。左侧附件:左侧卵巢未见异常,左侧输卵管系膜处可见一个 1 cm 囊肿,囊液清亮。右侧附件:右侧卵巢未见异常,右侧输卵管系膜处可见一个 1 cm 囊肿,囊液清亮。肠系膜与左侧盆壁及腹前壁间形成片状膜性粘连带;降结肠背侧系膜可见 3 个肌瘤样突起,质软,大小分别为 7 cm×6 cm、4 cm×3 cm、3 cm×3 cm,后腹膜可见一个大小约 1 cm×1 cm 的肌瘤(图 19-4)。

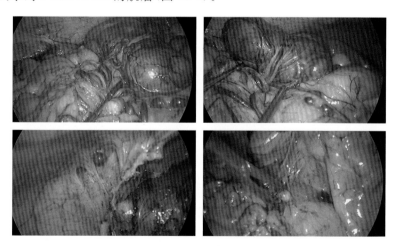

图 19-4 肠系膜与左侧盆壁及腹前壁间形成片状膜性粘连带;降结肠背侧系膜可见 3 个肌瘤样突起

④助手台下举宫;用超声刀及剪刀等钝性及锐性分离盆腔各粘连带,恢复盆腔正常结构。

⑤用超声刀打开肠系膜肌瘤表面包膜,钝性完整剥除肌瘤组织,同法剥除其他肌瘤组织。

⑥冲洗创面,未见活动性出血,2-0 可吸收线间断"8"字缝合肠系膜创面。

⑦用血管钳钳夹子宫前壁小肌瘤,剥除小肌瘤,同法处理其他小肌瘤,创面均未见活动性出血。

⑧术后为确定降结肠肠壁的连续性,请外科医生会诊:术中行直肠充气试验,未见肠壁损伤。

⑨将所有肌瘤置入取物袋中，经单孔入路平台取出，瘤体交台下送病检。

⑩冲洗盆腹腔，再次检查腹腔，无活动性出血及瘤体残留，盆腔喷洒生物止血流体膜，创面覆盖 Interceed 膜防粘连，放置引流管 1 根。

⑪术毕，放出 CO_2，拔出单孔入路平台，逐层缝合腹壁各层组织，再重塑脐孔外形，于脐部压纱布后用创可贴封扎。

⑫术中尿量约 300 ml，尿色清亮，导尿管通畅，术中出血量约 30 ml，手术顺利，麻醉满意。术毕，安返病房。

⑬术后病检：腹膜肿物，平滑肌瘤（肌瘤 2 枚，最大径 3 cm 及部分不整形）（图 19-5）。

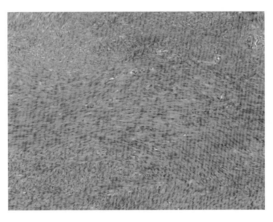

图 19-5　腹膜肿物切片图像（HE 染色）

（吴　莺）

第三节　残角子宫切除术

残角子宫
切除术

【实例精选】

（1）一般资料：邹某某，32 岁。

（2）主诉：孕 14^{+1} 周，超声发现子宫肿物 1 个月余。

（3）现病史：患者末次月经 2022 年 12 月 3 日，停经 2 个月余自测尿 HCG 阳性，孕早期无恶心、呕吐、心慌、胸闷等不适。2023 年 1 月 28 日于当地医院行超声检查，提示宫内早孕，盆腔偏左侧见大小约 8.2 cm×6.3 cm×6.9 cm实性包块样回声，内部回声不均匀，边界清晰，有包膜，与宫颈关系密切，内部见较丰富血流信号，建议至上级医院就诊。2023 年 3 月 12 日患者至我院就诊，行超声检查，提示临床及超声孕周14^{+1}周，子宫左侧壁可见 7.8 cm×9.1 cm×6.6 cm 的低回声区，边界清。自发现妊娠以来，无腹痛腹胀，无阴道流血及流水等不适，患者要求治疗，门诊遂以"盆腔肿物"收入院。患者起病以来，精神可、食欲可、睡眠好，大小便正常，体重轻度增加。

（4）既往史：否认高血压、糖尿病等病史，否认手术外伤史，否认药物过敏史。

（5）月经婚育史：末次月经 2022 年 12 月 3 日，经量正常，无血块，有痛经，周期规律；31 岁结婚，未育，P0A1，2019 年人工流产 1 次。

(6)辅助检查:2023 年 3 月 12 日我院查心电图,提示窦性心律,短 PR 间期。2023 年 3 月 14 日我院附件 MRI:①宫内妊娠;②子宫底部浆膜下见一带蒂浆膜下肌瘤,大小约 6.4 cm× 7.6 cm×8.4 cm(图 19-6)。

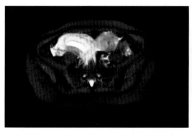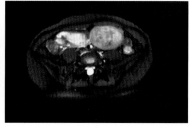

图 19-6　附件 MRI 影像:子宫底部浆膜下见一带蒂浆膜下肌瘤,大小约6.4 cm× 7.6 cm×8.4 cm

【手术指征】　①盆腔肿物;②中期妊娠。

【手术方式】　单孔腹腔镜左侧残角子宫切除术+左侧输卵管切除术+脐部整形术。

【术前准备】　术前完善相关辅助检查,评估手术风险,术前谈话,备皮,备血等。

【手术步骤】

(1)麻醉:气管插管全身麻醉。

(2)体位:平卧位。

(3)手术步骤。

①麻醉成功后,患者取平卧位,常规消毒铺巾,连接导尿管。

②取脐孔正中做一长约 2 cm 纵向切口,逐层进腹顺利,置入单孔入路平台,通入 CO_2 建立人工气腹。

③置镜所见:子宫平位,孕 4 个月大小,表面可见丰富的血管,子宫下段左侧壁可见一长约 2.5 cm 连接带,连接左侧残角子宫,残角子宫明显增大,约 8.5 cm×8 cm,质软,内为肌瘤样组织,连接带内可见粗大的血管。左侧附件:左侧卵巢及左侧输卵管连接于左侧残角子宫,左侧卵巢未见明显异常,左侧输卵管可见一直径约 1 cm 系膜囊肿,内为清亮液体。右侧附件:无明显异常。盆腔:无明显异常(图 19-7)。

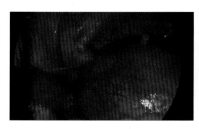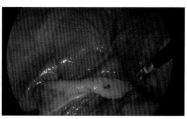

图 19-7　子宫孕 4 个月大小,表面可见丰富的血管,子宫下段左侧壁可见连接带,连接左侧残角子宫,残角子宫明显增大

④用百克钳及超声刀电凝并切断左侧圆韧带后,自左侧输卵管伞端开始边凝边切直至左侧残角子宫,用百克钳电凝左侧卵巢固有韧带后,超声刀离断。

⑤用百克钳于距子宫 1 cm 处电凝残角子宫与子宫下段左侧壁间连接带后,超声刀离断,完整切除左侧残角子宫及左侧输卵管,用百克钳电凝创面止血。

⑥冲洗创面,查看手术创缘,无明显出血,自脐孔取出残角子宫及左侧输卵管交台下处理,标本予家属过目后送快速病检,结果回报:子宫平滑肌瘤。

⑦再次检查腹腔,无活动性出血及标本残留。

⑧术毕,放出 CO_2,拔出单孔入路平台,缝合腹壁各层组织,再重塑脐孔外形,于脐部压纱布后用创可贴封扎。

⑨术中尿量约 300 ml,尿色清亮,术中出血量约 10 ml,手术顺利,麻醉满意。术毕,安返病房。

⑩术后病检:左侧输卵管及残角子宫,腺肌瘤;左侧输卵管管壁血管扩张、淤血,伴左侧输卵管系膜副中肾管囊肿。

（刘伟超）

第四节　阔韧带肌瘤剔除术

阔韧带肌瘤剔除术

【实例精选】

(1) 一般资料:高某某,39 岁。

(2) 主诉:B 超发现子宫肌瘤 1 个月。

(3) 现病史:患者平素月经规律,(5～6)天/30 天,量中等,无痛经。2023 年 6 月 17 日体检妇科 B 超提示,子宫偏左侧有低回声团块(肌瘤可能,子宫大小约 11.3 cm×7.9 cm×11 cm,轮廓规则,肌层回声不均匀,子宫偏左侧可见 11 cm×10 cm 低回声区)。遂于 2023 年 6 月 29 日来我院复查 B 超,提示子宫肌瘤可能,子宫左后壁可见 11.9 cm×10.9 cm×8.5 cm 低回声区,边界清,向浆膜下凸。近 1 个月偶有尿频、尿急等不适,无发热、便血、便秘、头晕、恶心、呕吐、乏力、肛门坠痛等不适。为进一步诊治,今来我院要求治疗,门诊遂以"子宫肌瘤"收入院。

(4) 既往史:否认高血压、糖尿病等病史,否认手术外伤史,否认药物过敏史。

(5) 月经婚育史:末次月经 2023 年 7 月 8 日,经量正常,无血块,无痛经,周期规律;28 岁结婚,已育,P1A0。

(6) 辅助检查:2023 年 6 月 29 日我院妇科超声提示,子宫增大,声像图改变(子宫肌瘤可能,子宫大小 7.7 cm×6.5 cm×5.8 cm,子宫切面形态不规整,边界清,肌层光点分布不均匀,子宫左后壁可见 11.9 cm×10.9 cm×8.5 cm 低回声区,边界清,向浆膜下凸,内部及周边可见血流信号,测得 RI 0.57(图 19-8)。2023 年 6 月 20 日外院查宫颈 TCT 及 HPV 提示正常。

【手术指征】　阔韧带肌瘤。

【手术方式】　单孔腹腔镜阔韧带肌瘤剔除术＋右侧输卵管系膜囊肿剥除术＋盆腔粘连松解术＋脐部整形术。

【术前准备】　术前完善相关辅助检查,评估手术风险,术前谈话,备皮,备血等。

【手术步骤】

(1) 麻醉:气管插管全身麻醉。

(2) 体位:截石位。

(3) 手术步骤。

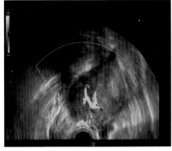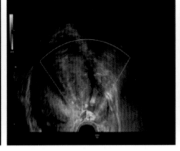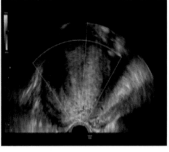

图 19-8 附件 B 超示子宫左后壁可见 11.9 cm×10.9 cm×8.5 cm 低回声区

①麻醉成功后,患者取截石位,常规消毒铺巾,连接导尿管。

②取脐孔正中做一长约 2 cm 纵向切口,逐层进腹顺利,置入单孔入路平台,通入 CO_2 建立人工气腹。

③置镜所见:子宫平位,形态失常,肌瘤后壁与肠管形成片状致密粘连,子宫活动度可。左侧附件:无明显异常。右侧附件:右侧卵巢无明显异常。右侧输卵管可见一直径约 1 cm 系膜囊肿,内为清亮液体。盆腔:乙状结肠与左侧盆壁形成片状膜性粘连(图 19-9)。

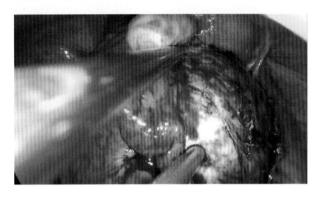

图 19-9 子宫左后壁可见一大小约 12 cm×11 cm 阔韧带肌瘤,向左侧凸向阔韧带

④用超声刀及剪刀等钝性及锐性分离盆腔各粘连带,恢复盆腔正常结构。

⑤宫体注射垂体后叶素 6U。用超声刀切开瘤体表面浆肌层,暴露瘤体,肌瘤钻固定瘤体后,用剥瘤器逐步完整剥离肌瘤,电凝瘤体蒂部后,用超声刀切断。

⑥将肌瘤置入取物袋中,经单孔入路平台取出瘤体交台下送病检,再次检查腹腔,无活动性出血及瘤体残留。

⑦术毕,放出 CO_2,拔出单孔入路平台,缝合腹壁各层组织,再重塑脐孔外形,于脐部压纱布后用创可贴封扎。

⑧术中尿量约 300 ml,尿色清亮,术中出血量约 30 ml,手术顺利,麻醉满意。术毕,安返病房。

⑨术后病检:a. 阔韧带肌瘤,平滑肌瘤(肌瘤已切碎),伴灶区水肿变性;b. 右侧输卵管系膜囊肿,副中肾管囊肿。

(陈 娜 马 冰)

第五节　妊娠期子宫肌瘤剔除术

妊娠期子宫
肌瘤剔除术

【实例精选】

(1) 一般资料:许某某,30 岁。

(2) 主诉:停经 12^{+6} 周,下腹痛 4 天。

(3) 现病史:患者末次月经为 2022 年 6 月 13 日。2022 年 7 月 31 日盆腔超声提示,宫内早孕,子宫声像图改变(肌层回声不均匀,后壁可见大小约 8.5 cm×6 cm 低回声区,边界不清,内回声不均匀,向外凸,内部血流信号不丰富)。2022 年 9 月 11 日起无明显诱因自觉下腹持续性胀痛,药物保守治疗(具体不详)未见明显缓解,遂于 2022 年 9 月 14 日来我院就诊,行超声检查,提示妊娠合并子宫多发肌瘤(图 19-10)。门诊遂以"妊娠合并子宫肌瘤(肌瘤变性?)"收入院。患者起病以来,精神可、食欲可、睡眠好,大小便正常,体重无明显改变。

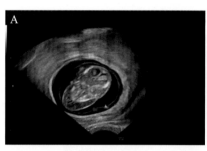
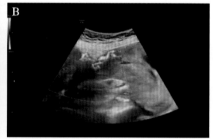

图 19-10　彩色多普勒超声影像:A,单活胎,超声孕周 12.3 周;B,子宫后壁可见数个低回声区,子宫左侧壁可见 12.6 cm×12.6 cm×8 cm 的低回声区,向腹腔右侧延伸,边界尚清,形态尚规则,内部回声不均匀,其中央可见 1.6 cm×1.6 cm 的液性暗区,与子宫左侧壁可见蒂相连,宽约 2.6 cm,可见血流信号相通,RI:0.55

(4) 既往史:否认特殊病史,无手术外伤及输血史,有青霉素皮试过敏史(皮疹)。

(5) 月经婚育史:29 岁结婚,生化妊娠 1 次。13 岁月经初潮,月经不规律,周期 40 天,经期 5 天,经量正常,无血块,无痛经,末次月经 2022 年 6 月 13 日。

(6) 辅助检查:2022 年 9 月 14 日我院血常规提示,白细胞计数 10.72×10⁹/L↑,中性粒细胞比例 82.7%↑。乳酸脱氢酶 560 U/L↑。2022 年 9 月 14 日我院超声检查示,单活胎,孕妇妊娠合并子宫多发肌瘤(子宫左侧壁可见 12.6 cm×12.6 cm×8 cm 的低回声区,与子宫左侧壁可见蒂相连,宽约 2.6 cm,可见血流信号相通)。2022 年 9 月 14 日我院心电图示,窦性心动过速,QT 间期离散度(QTd)正常。

【手术指征】　肌瘤导致急性下腹痛,药物保守治疗 72 h 以上无效;短期内迅速增大。

【手术方式】　单孔腹腔镜子宫肌瘤剔除术+脐部整形术。

【术前准备】　术前完善相关辅助检查,评估手术风险,术前谈话,备皮,备血等。

【手术步骤】

(1) 麻醉:气管插管全身麻醉。

(2) 体位:平卧位。

（3）手术步骤。

①麻醉成功后，患者取截石位，常规消毒铺巾，连接导尿管。

②取脐孔正中做一长约 2 cm 纵向切口，逐层进腹顺利，置入单孔入路平台，通入 CO_2 建立人工气腹。

③置镜所见：子宫增大如孕周大小，子宫底部近左侧宫角可见一大小约 13 cm×12 cm 带蒂浆膜下肌瘤，蒂宽约 3 cm。左侧附件：外观未见明显异常。右侧附件：外观未见明显异常（图 19-11）。

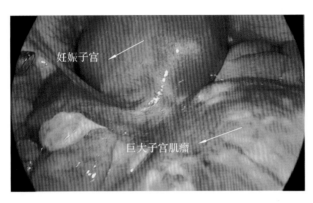

图 19-11　术中所见：左侧宫角有一大小约 13 cm×12 cm 的带蒂浆膜下肌瘤

④用 7 号丝线环形结扎肌瘤蒂部后，以双极电凝沿蒂部上方 2 cm 环形电凝瘤体表面包膜，抓钳固定瘤体后，用超声刀沿蒂部稍上方逐步剜除瘤体。

⑤将肌瘤置于右侧髂窝，用 1-0 可吸收线连续反折缝合瘤体残余蒂部止血，冲洗，无活动性出血，再次使用 7 号丝线环形结扎肌瘤残余蒂部（图 19-12）。

⑥将肌瘤置入取物袋中，经单孔入路平台逐步取出瘤体并交台下送病检。

⑦再次检查腹腔内无活动性出血及瘤体残留。

⑧术毕，放出 CO_2，拔出单孔入路平台，逐层关腹，重塑脐孔外形。

⑨术中顺利，术中出血量约 100 ml，术中尿色清亮，尿量约 500 ml，术后患者安返病房。

⑩术后病检回报：平滑肌瘤（已切碎）（图 19-13）。

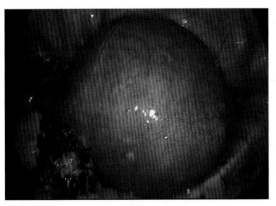

图 19-12　带蒂浆膜下肌瘤剜除后

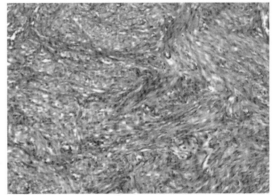

图 19-13　病理切片图片（HE 染色）：平滑肌瘤（已切碎）

⑪术后随访情况：患者 2023 年 6 月 19 日孕 38^{+1} 周于我院行剖宫产术，顺利分娩一活男

婴,新生儿 Apgar 评分 10 分/1 min,10 分/5 min。现处于哺乳期。母乳喂养,新生儿一般情况良好。

(刘玉兰)

第六节　圆韧带肌瘤切除术

圆韧带肌瘤切除术

【实例精选】

(1) 一般资料:严某某,44 岁。

(2) 主诉:阴道间断不规则出血半个月余。

(3) 现病史:患者平素月经不规律,周期 27～28 天,10～12 天干净,量少至中等,色暗红,偶有血块,无痛经。末次月经 2023 年 8 月初(具体不详),至今未净,前 6 天量少,暗红色,伴少许血块,无腹痛,之后阴道出血干净,4 天后,再次出现少量阴道出血,出血量似平素月经量,近 2 天出血量较前稍减少,无血块,无腹痛。2023 年 8 月 22 日于我院就诊,查妇科 B 超示:子宫前壁可见两个低回声区,大小分别约 1.5 cm×1.3 cm×1.1 cm、1.8 cm×1.5 cm×1.6 cm(子宫肌瘤可能),宫腔宽 0.4 cm,内部可见滚动的光点回声。患者现仍有少量阴道出血,无腹痛等其他不适症状。为进一步诊治,门诊遂以"异常子宫出血"收入院。患者起病以来,精神可、食欲可、睡眠浅,大小便正常,体重无明显改变。

(4) 既往史:2008 年因"宫颈糜烂"行"宫颈 LEEP 术",无外伤史,无输血史,无药物过敏史。

(5) 月经婚育史:21 岁结婚,顺产 2 次,人工流产 2 次。14 岁月经初潮,月经不规律,周期 27～28 天,经期 10～12 天,量少至中等,色暗红,偶有血块,无痛经,末次月经 2023 年 8 月初。

(6) 妇科检查:外阴已婚式;阴道通畅,后穹隆见少量暗红色积血,无异味;宫颈血染,中量血液自宫颈管流出,无举痛;子宫前位,常大,活动度好,无压痛;右侧附件区可触及一直径约 6 cm 质硬肿块,活动度好,无压痛,左侧附件区无增厚,无压痛,未扪及包块。

(7) 辅助检查:2022 年 4 月外院查宫颈 TCT＋HPV 无异常。2023 年 8 月 22 日我院查 HCG<0.20 mU/ml;性激素六项:泌乳素 12.10 ng/ml,促黄体生成素 11.40 mU/ml,卵泡刺激素 24.10 mU/ml,雌二醇 48.70 pg/ml,孕酮 0.248 ng/ml,睾酮 0.174 ng/ml。2023 年 8 月 25 日我院诊刮病检示:送检子宫内膜呈增生性改变,另见少许破碎颈管黏膜组织呈慢性炎症改变伴鳞状上皮化生。2023 年 8 月 30 日我院查肿瘤标志物:CEA、AFP、CA125、CA153、CA199 均正常。LDH 正常。2023 年 8 月 28 日我院全腹部 CT 平扫＋增强示:a. 右下腹实性占位(大小约 6.9 cm×6 cm),考虑右侧附件来源良性病灶,阔韧带肌瘤伴变性?;b. 子宫形态不规则伴异常强化,请结合临床;c. 肝内多发囊性灶,考虑囊肿可能,提示胆囊炎;d. 阑尾粪石,右肾点状高密度影,钙化?。2023 年 8 月 30 日我院彩色多普勒超声提示:右侧卵巢外上方实质性肿块,大小约 6.5 cm×6 cm×5.8 cm,边界清,内部回声不均匀,周边及内部均可见彩色血流信号,测得 RI 0.71 cm,于宫底右侧壁肌层似可见血流信号相连,相连处约 1.1 cm(起源待查,考虑与子宫相关,子宫肌瘤可能,FIGOⅦ型),子宫前壁小肌瘤可能,大小分别约 1.5 cm ×1.5 cm、1.1 cm×1.1 cm(图 19-14)。

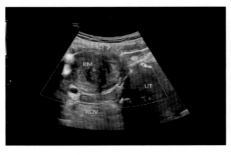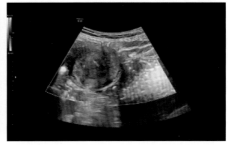

图 19-14 彩色多普勒超声图像:右侧卵巢外上方实质性肿块,边界清,内部回声不均匀,周边及内部均可见彩色血流信号,于宫底右侧壁肌层似可见血流信号相连

【手术指征】 盆腔肿物,考虑子宫肌瘤。

【手术方式】 单孔腹腔镜右侧圆韧带肿物切除术＋子宫腺肌瘤剔除术＋双侧输卵管切除术＋脐部整形术。

【术前准备】 术前完善相关辅助检查,评估手术风险,术前谈话,备皮,备血等。

【手术步骤】

(1) 麻醉:气管插管全身麻醉。

(2) 体位:截石位、头低臀高位。

(3) 手术步骤。

①麻醉成功后,患者取截石位,常规消毒铺巾,连接导尿管。

②取脐孔正中做一长约 2 cm 纵向切口,逐层进腹顺利,置入单孔入路平台,通入 CO_2 建立人工气腹。

③置镜所见:子宫平位,形态失常,子宫前壁下段可见一约 3 cm×2.5 cm×2.5 cm 腺肌瘤,子宫活动度可。左侧附件:输卵管系膜处见多个小的囊肿,最大者约 1 cm,卵巢无明显异常。右侧附件:输卵管系膜处见多个小的囊肿,最大者约 1 cm,卵巢无明显异常。盆腔可见一约 6 cm×5 cm×6 cm 腹膜后肿物,坐卧于右侧圆韧带起始处及右侧髂外血管表面,悬吊于右侧腹前壁(图 19-15)。

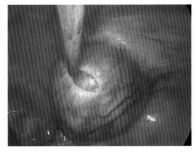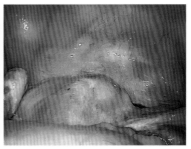

图 19-15 子宫前壁下段可见一腺肌瘤,盆腔可见一腹膜后肿物,坐卧于右侧圆韧带起始处及右侧髂外血管表面,悬吊于右侧腹前壁

④用单极电针打开右侧圆韧带肿物表面腹膜,暴露肿瘤,单极电针切开肿瘤表面包膜,抓钳牵拉肿物后剥离包膜,双极电凝肿瘤蒂部后,单极电针切断瘤体蒂部,双极电凝圆韧带创面止血。

⑤右侧圆韧带肿物术中快速病检示:送检组织取材三块,镜下为平滑肌瘤伴水肿变性,最

终诊断待常规多处取材明确诊断。

⑥宫体注射垂体后叶素 6 U,用单极电针划开子宫前壁下段肌壁,暴露瘤体,见瘤体周围肌层分界不清,肌瘤钻固定瘤体后,剪刀锐性分离瘤体,单极电针切断蒂部后取出。用 1-0 合成线连续反折缝合瘤腔。

⑦电凝左侧输卵管系膜后剪断,直至宫角部,电凝输卵管峡部后剪断,切除左侧输卵管及输卵管系膜囊肿,同法切除右侧输卵管及输卵管系膜囊肿。

⑧取出标本,反复冲洗盆腔,逐层关腹,重塑脐孔外形,术毕。

⑨术中顺利,术中出血量约 20 ml,术中尿色清亮,尿量约 200 ml,子宫病灶及双侧输卵管送常规病检。

⑩术后病检回报:a. 右侧圆韧带肿瘤,平滑肌瘤伴水肿变性(肌瘤已切碎),请随诊;b. 子宫腺肌瘤(送检组织全取材),镜下为平滑肌瘤(肌瘤 1 枚,最大径 2 cm),请随诊;c. 双侧输卵管,输卵管管壁血管扩张、淤血伴(双侧输卵管系膜)副中肾管囊肿。

(张 舒 吴 维)

第七节 残角妊娠子宫切除术

残角妊娠
子宫切除术

【实例精选】

(1) 一般资料:施某某,30 岁。

(2) 主诉:停经 46 天,超声提示残角子宫妊娠 1 天。

(3)现病史:患者末次月经为 2023 年 9 月 17 日。2023 年 10 月 19 日查尿 HCG 阳性。2023 年 11 月 1 日于当地社区卫生服务中心产检,超声提示,左侧残角子宫合并早孕?,建议至上级医院复查。患者 2023 年 11 月 1 日下午于我院门诊就诊,我院盆腔 B 超提示,子宫畸形(右侧单角子宫,左侧残角子宫妊娠可能),建议住院终止妊娠。停经至今无阴道组织排出,偶有下腹坠胀,无肛门坠胀感,无发热、头晕、心慌等不适。患者今日于我院要求进一步治疗,门诊以"残角子宫妊娠?"收入院。

(4) 既往史:否认高血压、糖尿病等病史,否认外伤史,否认药物过敏史。2020 年 7 月因"单角合并残角子宫"于我院行剖宫产术。

(5) 月经婚育史:末次月经为 2023 年 9 月 17 日,经量少,无血块,无痛经,周期规律;26 岁结婚,已育,P1A0。

(6) 辅助检查:2023 年 11 月 2 日我院妇科超声提示,子宫声像图改变(子宫小肌瘤可能,后壁可见大小约 0.8 cm×0.8 cm×0.7 cm 的低回声区,边界清),子宫畸形(右侧单角子宫并宫腔分离,左侧残角子宫妊娠可能,盆腔左侧可见大小约 3 cm×2.5 cm 低回声区,与左侧卵巢分界清,低回声区壁厚约 0.42 cm,其内可见大小约 1.7 cm×1.3 cm 的孕囊回声,可见卵黄囊、胚芽及原始心管搏动,胚芽长约 0.3 cm,右侧宫腔宽约 1.6 cm)(图 19-16);2023 年 11 月 1 日当地社区卫生服务中心血 β-HCG:293464 mU/ml。

【手术指征】 残角子宫妊娠。

【手术方式】 单孔腹腔镜左侧残角子宫切除伴妊娠物去除术＋子宫肌瘤剔除术＋左侧输卵管切除术＋脐部整形术。

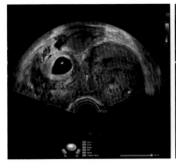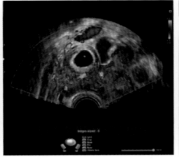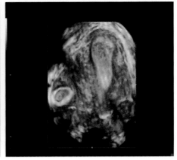

图 19-16　B 超示左侧残角子宫内可见一孕囊

【术前准备】　术前完善相关辅助检查,评估手术风险,术前谈话,备皮,备血等。

【手术步骤】

(1) 麻醉:气管插管全身麻醉。

(2) 体位:截石位。

(3) 手术步骤。

①麻醉成功后,患者取截石位,常规消毒铺巾,连接导尿管。

②取脐孔正中做一长约 2 cm 纵向切口,逐层进腹顺利,置入单孔入路平台,通入 CO_2 建立人工气腹。

③置镜所见:子宫形态失常,右侧为单角子宫,右侧输卵管、卵巢及右侧圆韧带与右侧单角子宫相连,左侧为残角子宫,大小约 4 cm×3 cm,表面呈紫蓝色,其通过一宽约 2 cm 的蒂与右侧单角子宫左侧壁中下段相连,左侧输卵管、卵巢及左侧圆韧带与左侧残角子宫相连。右侧单角子宫底部可见一大小约为 0.5 cm×0.3 cm 肌瘤样突起;左侧附件无明显异常;右侧附件无明显异常(图 19-17)。

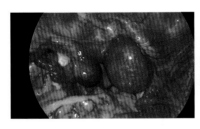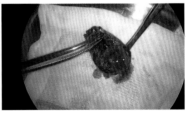

图 19-17　镜下左侧残角子宫通过一宽约 2 cm 的蒂与右侧单角子宫左侧壁中下段相连,残角子宫切除后剖开见典型绒毛

④用超高频双极电凝及剪刀自左侧输卵管伞端沿输卵管走行,边凝边切直至左侧残角子宫。

⑤电凝左侧卵巢固有韧带及左侧圆韧带后,用剪刀剪开,沿左侧残角子宫边凝边切直至右侧单角子宫。

⑥电凝残角子宫与单角子宫间蒂部后,完整切除左侧残角子宫及左侧输卵管。

⑦将左侧残角子宫及左侧输卵管置入取物袋中,经单孔入路平台取出交台下送病检。

⑧术中尿量约 200 ml,尿色清亮,术中出血量约 10 ml,手术顺利,麻醉满意。术毕,安返病房。

⑨术后病检:a.左侧残角子宫及妊娠物＋左侧输卵管,见绒毛组织及平滑肌组织,另见输

卵管管壁血管扩张、淤血;b.子宫肌瘤,平滑肌瘤(肌瘤 1 枚,最大径 0.6 cm)。

⑩术后第一天复查血 β-HCG:9940 mU/ml,术后两周降至正常。

(陈　娜)

第八节　巨大子宫肌瘤切除术

巨大子宫肌
瘤切除术

【实例精选】

(1) 一般资料:卢某某,42 岁。

(2) 主诉:体检发现子宫肿物 4 年。

(3) 现病史:4 年前体检发现子宫肌瘤,直径约 2 cm,无明显症状,未予以治疗。定期复查逐年增大,2020 年外院超声提示:子宫右后方 8.7 cm×7.1 cm×5.2 cm 低回声区。2022 年 1 月于当地医院行 B 超检查,提示:多发子宫肌瘤(子宫右后方 16.2 cm×10.9 cm×10 cm 稍高回声)。自 2021 年 10 月至今,患者有尿频、运动后漏尿、进食后下腹及肛门坠胀感、久坐后腰部酸痛等症状。因肌瘤进一步增大,为进一步诊治,今来我院要求治疗,门诊遂以“子宫肿物”收入院。患者起病以来,精神可、食欲一般、睡眠好,大小便正常,体重无明显改变。

(4) 既往史:否认慢性病、外伤、手术史,否认输血、传染病史。

(5) 月经婚育史:26 岁结婚,G4P2A2,顺产 2 次,人工流产 2 次。14 岁月经初潮,月经规律,周期 26 天,经期 6 天,经量正常,无血块,无痛经,末次月经 2022 年 1 月 2 日。

(6) 妇科检查:外阴已婚式;阴道通畅,无阴道出血,无异味;宫颈光滑,无举痛;子宫平脐,质硬,活动度好,无压痛;双侧附件区无增厚,无压痛,未扪及包块。

(7) 辅助检查:2022 年 1 月 15 日当地医院盆腔增强 MRI 提示:a.宫旁偏右侧巨大占位,考虑阔韧带子宫肌瘤合并变性、出血可能性大;b.子宫肌壁间及浆膜下多发肌瘤;c.盆腔少量积液。2022 年 1 月 15 日当地医院查 CEA、CA125、CA199、CA724 未见异常。2022 年 1 月 24 日我院复查 B 超,提示:子宫多发肌瘤,盆腔右侧实质性肿块(大小约 27.4 cm×17.8 cm×9.4 cm,子宫肌瘤?)。

【手术指征】　盆腔肿物。

【手术方式】　单孔腹腔镜子宫肌瘤剔除术+右侧输卵管系膜囊肿剥除术+盆腔粘连松解术+脐部整形术+诊刮术。

【术前准备】　术前完善相关辅助检查,评估手术风险,术前谈话,备皮,备血等。

【手术步骤】

(1) 麻醉:气管插管全身麻醉。

(2) 体位:截石位、头低臀高位。

(3) 手术步骤。

①麻醉成功后,患者取截石位,常规消毒铺巾,连接导尿管。探针探查宫腔,无法探及宫底,负压吸引宫腔数圈,吸出宫内组织,交台下送病检。

②取脐孔正中做一长约 2 cm 纵向切口,逐层进腹顺利,置入单孔入路平台,通入 CO_2 建立人工气腹。

③置镜所见:子宫形态失常,右侧壁近宫颈处见 27 cm×14 cm×10 cm 肌瘤凸向右侧阔韧带,质软,包膜完整,子宫右前壁、左侧宫底及右侧宫底、子宫前壁及下段见大小不等肌瘤样突起十余枚,肌瘤均为数个小肌瘤融合而成,子宫固定于盆腔。左侧附件无明显异常。右侧卵巢及输卵管外观无明显异常,右侧输卵管伞端系膜处可见一黄豆大小囊肿。盆腔见一大肌瘤,压迫膀胱及陶氏腔,无法暴露。右侧子宫肌瘤与右侧盆壁之间形成膜状粘连带(图 19-18)。

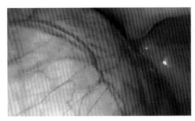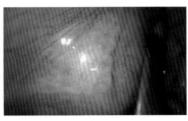

图 19-18 巨大子宫肌瘤占据整个盆腔,上界至髂窝

④助手台下举宫;用超声刀及剪刀等钝性及锐性分离盆腔各粘连带,恢复盆腔正常结构。

⑤宫体注射垂体后叶素 6 U,用超声刀凝切右侧肌壁间大肌瘤表面浆膜,打开阔韧带前叶暴露瘤体。用超声刀打开肌瘤表面膀胱腹膜反折,下推膀胱,肌瘤钻插入肌瘤,超声刀剪断肌瘤表面浆膜,百克钳电凝及超声刀切断右侧圆韧带,钝性剥离右侧大肌瘤,百克钳电凝肌瘤蒂部并用超声刀切断,将大肌瘤置入右侧髂窝。超声刀分离出右侧输尿管,见输尿管蠕动良好。百克钳电凝创面止血,1-0 可吸收线缝合子宫右侧创面。冲洗创面,未见活动性出血,2-0 可吸收线间断"8"字缝合肠系膜处创面。

⑥单极电针划开子宫前壁肌壁,暴露瘤体,抓钳固定瘤体后,用剥瘤器逐步完整剥离肌瘤。单极电针切断瘤体蒂部,将瘤体置入髂窝。瘤腔较深,未穿透宫腔,1-0 可吸收线连续反折缝合瘤腔,冲洗无活动性出血。同法处理剩余全部肌瘤。共剔除肌瘤 11 枚。

⑦将所有肌瘤置入取物袋中,经单孔入路平台取出瘤体并交台下送病检。再次检查腹腔无活动性出血及瘤体残留,双极电凝右侧输卵管系膜囊肿蒂部,超声刀间断蒂部,剥离右侧输卵管系膜囊肿。1-0 可吸收线缝合膀胱及右侧腹壁腹膜,1-0 可吸收线反复折叠加固缝合右侧圆韧带至右侧盆壁。

⑧冲洗盆腹腔,再次检查腹腔,无活动性出血及瘤体残留,创面覆盖 Interceed 膜防粘连,放置腹腔引流管 1 根。

⑨术毕,放出 CO_2,拔出单孔入路平台,逐层缝合腹壁各层组织,再重塑脐孔外形,于脐部压纱布后创可贴封扎。

⑩术中尿量约 1400 ml,尿色清亮,导尿管通畅,术中出血量约 500 ml,手术顺利,麻醉满意,术毕,安返病房。

⑪术后病检:a. 子宫肌瘤,平滑肌瘤伴玻璃样变性(肌瘤已切碎);b. 右侧输卵管系膜囊肿,副中肾管囊肿;c. 宫内刮出物,凝血块及少许炎症细胞,另见小块游离鳞状上皮。

(乐芳舒)

主要参考文献

▄▄▄▄▄▄ Zhuyao Cankao Wenxian

[1] Wheeless C R. A rapid, inexpensive and effective method of surgical sterilization by laparoscopy [J]. Reprod Med,1969,3(5):65-69.

[2] Pelosi M A, Pelosi M A 3rd. Laparoscopic hysterectomy with bilateral salpingo-oophorectomy using a single umbilical puncture[J]. N J Med, 1991,88(10):721-726.

[3] 高树生,罗岳西,何元芬,等.经脐单孔腹腔镜异位妊娠输卵管切除术[J].川北医学院学报,2008,23(4):353-354.

[4] 马秀清,苗庆松.经脐单孔腹腔镜辅助阴式全子宫切除术[J].腹腔镜外科杂志,2011,16(5):337-338.

[5] 刘木彪,蔡慧华.全国首例单孔腹腔镜手术治疗妇科恶性肿瘤[J].南方医科大学学报,2011(9):1619-1621.

[6] 孙大为,张俊吉,熊巍,等.单孔腹腔镜下子宫内膜癌分期手术的临床报告[J].中华腔镜外科杂志(电子版),2014(1):10-13.

[7] 王延洲,陈功立,徐嘉莉,等.单孔腹腔镜广泛子宫切除盆腔淋巴结清扫治疗宫颈癌:一项单中心的初步研究[J].第三军医大学学报,2017,39(13):1392-1395.

[8] Fagotti A, Fanfani F, Marocco F, et al. Laparoendoscopic single-site surgery (LESS) for ovarian cyst enucleation:report of first 3 cases [J]. Fertil Steril,2009,92(3):1168. e13-1168. e16.

[9] Yoon B S, Park H, Seong S J, et al. Single-port versus conventional laparoscopic salpingectomy in tubal pregnancy:a comparison of surgical outcomes [J]. Eur J Obstet Gynecol Reprod Biol,2011,159(1):190-193.

[10] Dursun P, Gülümser C, Cağlar M, et al. Laparoendoscopic single-site surgery for acute adnexal pathology during pregnancy:preliminary experience [J]. J Matern Fetal Neonatal Med,2013,26(13):1282-1286.

[11] 肖术芹,王春阳,韩璐,等.经脐单孔腹腔镜在子宫肌瘤剔除术中的应用研究[J].大连医科大学学报,2018,40(4):340-343.

[12] Lee J H, Choi J S, Jeon S W, et al. A prospective comparison of single-port laparoscopically assisted vaginal hysterectomy using transumbilical GelPort access and multiport laparoscopically assisted vaginal hysterectomy [J]. Eur J Obstet Gynecol Reprod Biol,2011,158 (2):294-297.

[13] Surgit O, Gumus I I. Laparoscopic supracervical hysterectomy, bilateral salpingo-oophorectomy, sacrocolpopexy and Burch colposuspension performed during the same operative session via a single port [J]. Arch Gynecol Obstet,2011, 283(Suppl 1): 127-131.

[14] Marcus-Braun N, von Theobald P. Single port laparoscopic sacrohysteropexy in a young patient presenting with grade Ⅲ uterine prolapse and rectocele [J]. Int Urogynecol J, 2013, 24(9): 1445-1446.

[15] Davila H H, Gallo T, Bruce L, et al. Robotic and laparoendoscopic single-site utero-sacral ligament suspension for apical vaginal prolapse:evaluation of our technique and perioperative outcomes [J]. J Robot Surg, 2017,11(2): 171-177.

[16] 杨将,邹倩,阳艳,等.经阴道自然孔腹腔镜(V-Notes)骶棘韧带固定术治疗阴道顶端脱垂疗效评估[J].中国生育健康杂志,2022,33(3):285.

[17] Fagotti A, Boruta D M 2nd, Scambia G,et al. First 100 early endometrial cancer cases treated with laparoendoscopic single-site surgery:a multicentric retrospective study [J]. Am J Obstet Gynecol,2012,206(4):353. e1-353. e6.

[18] Garrett L A, Boruta D M 2nd. Laparoendoscopic single-site radical hysterectomy:the first report of LESS type Ⅲ hysterectomy involves a woman with cervical cancer [J]. Am J Obstet Gynecol,2012,207(6):518. e1-e2.

[19] 王延洲,陈诚,徐嘉莉,等."筷子法"单孔腹腔镜技术在宫颈癌中的应用[J].中华腔镜外科杂志(电子版),2018,11(1):28-31.

[20] Yoo J G, Kim W J, Lee K H. Single-site robot-assisted laparoscopic staging surgery for presumed clinically early-stage ovarian cancer[J]. J Minim Invasive Gynecol,2018,25(3):380-381.

[21] Wheeless C R Jr, Thompson B H. Laparoscopic sterilization. Review of 3600 cases [J]. Obstet Gynecol,1973,42(5):751-758.

[22] 何萃华.经腹腔镜的女性绝育手术 74 例分析[J].中国医学科学院学报,1981(2):106.

[23] Lee Y Y, Kim T J, Kim C J,et al. Single-port access laparoscopic-assisted vaginal hysterectomy:a novel method with a wound retractor and a glove [J]. J Minim Invasive Gynecol,2009,16(4): 450-453.

[24] Song T, Lee Y, Kim M L,et al. Single-port access total laparoscopic hysterectomy for large uterus [J]. Gynecol Obstet Invest,2013,75(1):16-20.

[25] Chambers L M, Carr C, Freeman L,et al. Does surgical platform impact recurrence and survival? A study of utilization of multiport, single-port, and robotic-assisted laparoscopy in endometrial cancer surgery [J]. Am J Obstet Gynecol,2019,221(3): 243. e1-243. e11.

[26] Bedaiwy M A, Sheyn D, Eghdami L, et al. Laparoendoscopic single-site surgery for

benign ovarian cystectomies [J]. Gynecol Obstet Invest,2015,79(3):179-183.

[27] 张春花,范晓东,关小明.妇科单孔腹腔镜手术的应用现状和未来的发展趋势[J].中国临床新医学,2020,13(8):747-751.

[28] 丁伟,王敏,曾志,等.悬吊免气腹单孔腹腔镜手术与单孔气腹腹腔镜和开腹手术对卵巢肿物患者呼吸及循环功能影响研究[J].中国实用妇科与产科杂志,2018,34(12):1409-1412.

[29] 熊光武.妇科单孔腹腔镜手术器械选择[J].中国实用妇科与产科杂志,2019,35(12):1324-1326.

[30] 罗玲秀.腹腔镜手术器械清洗消毒方法的护理研究进展[J].当代护士(中旬刊),2018,25(4):13-15.

[31] Haueter R,Schütz T,Raptis D A,et al. Meta-analysis of single-port versus conventional laparoscopic cholecystectomy comparing body image and cosmesis [J]. Br J Surg, 2017, 104(9):1141-1159.

[32] Kliethermes C,Blazek K,Ali K,et al. Postoperative pain after single-site versus multiport hysterectomy [J]. JSLS,2017,21(4):e2017.00065.

[33] Morales-Conde S,Peeters A,Meyer Y M,et al. European association for endoscopic surgery (EAES) consensus statement on single-incision endoscopic surgery [J]. Surg Endosc, 2019, 33(4):996-1019.

[34] Trastulli S,Cirocchi R,Desiderio J,et al. Systematic review and meta-analysis of randomized clinical trials comparing single-incision versus conventional laparoscopic cholecystectomy [J]. Br J Surg, 2013, 100(2):191-208.

[35] 中华医学会妇产科学分会妇科单孔腹腔镜手术技术协助组.妇科单孔腹腔镜手术技术的专家意见[J].中华妇产科杂志,2016,51(10):724-726.

[36] Goebel K,Goldberg J M. Women's preference of cosmetic results after gynecologic surgery [J]. J Minim Invasive Gynecol, 2014, 21(1):64-67.

[37] Kawano T,Nishikage T. Open-jaw technique in laparoscopic knot tying [J]. Surg Endosc,2008,22(1):269-270.

[38] Croce E,Olmi S. Intracorporeal knot-tying and suturing techniques in laparoscopic surgery:technical details [J]. JSLS,2000,4(1):17-22.

[39] Ekçi B. A simple technique for knot tying in single incision laparoscopic surgery (SILS) [J]. Clinics (Sao Paulo),2010,65(10):1055-1057.

[40] Endo T,Nagasawa K,Umemura K,et al. A remarkably easy knot-tying technique for single-incision laparoscopic surgery with the SILS port for gynecologic diseases [J]. J Minim Invasive Gynecol, 2011, 18(4):500-502.

[41] 张俊吉,孙大为,熊巍,等.单孔腹腔镜子宫全切除术 23 例临床分析[J].中华妇产科杂志,2014(4):287-289.

[42] 王春阳,韩璐.经脐单孔腹腔镜在子宫肌瘤剔除术中的应用研究现状及进展[J].妇产与遗传(电子版),2018,8(2):18-22.

[43] 王罕瑾,蒋本贵.经阴道与经脐单孔腹腔镜在子宫肌瘤手术中的应用比较[J].中国内镜杂志,2020,26(12):60-65.

[44] 孙大为.妇科单孔腹腔镜及经自然腔道内镜手术在中国大陆的发展及展望[J].中国计划生育和妇产科,2019,11(3):14-16.

[45] 王延洲,邓黎,梁志清.单孔腹腔镜技术在妇科恶性肿瘤中的应用[J].妇产与遗传(电子版),2019,9(2):46-48.

[46] 施艳军,徐流凤,闵玲,等."定锚法"脐部整形在单孔腹腔镜术中的应用[J].实用妇科内分泌电子杂志,2018,5(36):4-6.

[47] Ross S, Bourdeau T, Luberice K, et al. Laparo-endoscopic single site（LESS）cosmesis:patients perception of body image distortion after LESS surgery [J]. Am J Surg,2021,221(1):187-194.

[48] 林文雯,赵仁峰.经脐单孔腹腔镜手术在妊娠合并巨大卵巢囊肿治疗中的研究及应用现状[J].中华腔镜外科杂志(电子版),2019,12(4):253-256.

[49] 綦小蓉,陈思敬,郑莹.单孔腹腔镜在妇科恶性肿瘤治疗中的利与弊[J].中华腔镜外科杂志(电子版),2018,11(6):370-373.

[50] 杨倩楠,葛蓓蕾,朱一萍,等.经脐单孔腹腔镜手术增加辅助孔治疗妇科疾病的临床分析[J].上海医学,2021,44(11):802-805.

[51] 刘海元,孙大为,陶陶,等.单孔腹腔镜大子宫切除术初步探讨[J].中华腔镜外科杂志(电子版),2015(5):309-311.

[52] Koo Y J. Recent advances in minimally invasive surgery for gynecologic indications [J]. Yeungnam Univ J Med,2018,35(2):150-155.

[53] Delgado-Sánchez E, Peay-Pinacho J A, Hernández Gutiérrez A, et al. Role of single-site and mini-laparoscopy in gynecologic surgery [J]. Minerva Obstet Gynecol,2021,73(2):166-178.

[54] Alhambra-Rodríguez de Guzmán C, Morandeira-Rivas A J, Herrero-Bogajo M L, et al. Incidence and risk factors of incisional hernia after single-incision endoscopic surgery [J]. J Laparoendosc Adv Surg Tech A,2020,30(3):251-255.

[55] Gasparri M L, Mueller M D, Taghavi K, et al. Conventional versus single port laparoscopy for the surgical treatment of ectopic pregnancy:a meta-Analysis [J]. Gynecol Obstet Invest,2018,83(4):329-337.

[56] Dapri G. 10-year experience with 1700 single-incision laparoscopies[J]. Surg Technol Int,2019,35:71-83.

[57] 彭永海,杨倩,李洪永,等.腹腔镜术后切口疝的原因及防治对策[J].腹腔镜外科杂志,2010,15(11):841-843.

[58] 邱菲.单孔腹腔镜技术在妇科手术领域的应用现状及发展趋势研究[J].养生保健指南,2018(32):258.

[59] 刘艳丽,郭美超.加速康复外科理念在腹腔镜全子宫切除手术患者术后康复指标,并发症及满意度的应用[J].健康女性,2022(13):4-6.

[60] 王鸿雁.单孔腹腔镜针对20岁至40岁女性妇科手术中的应用效果[J].世界最新医学信息文摘,2021,21(78):216-217.

[61] 李健文,乐飞.腹腔镜腹壁切口疝修补术并发症演变及防治[J].中国实用外科杂志,2020,40(7):761-764.

[62] 元姬善.妇科腹腔镜手术并发症和防治措施[J].医学美学美容(中旬刊),2015(3)：581-581.

[63] 张小燕.妇科腹腔镜手术并发症的发生情况及相关影响因素研究[J].局解手术学杂志，2015(3)：324-326,327.

[64] Oti C，Mahendran M，Sabir N. Anaesthesia for laparoscopic surgery [J]. Br J Hosp Med (Lond),2016,77(1)：24-28.

[65] Querleu D，Chapron C. Complications of gynecologic laparoscopic surgery[J]. Curr Opin Obstet Gynecol,1995,7(4)：257-261.

[66] Aruparayil N，Bolton W，Mishra A，et al. Clinical effectiveness of gasless laparoscopic surgery for abdominal conditions：systematic review and meta-analysis [J]. Surg Endosc,2021,35(12)：6427-6437.

[67] Kaya A C，Radosa M P，Zimmermann J S M，et al. Intraoperative and postoperative complications of gynecological laparoscopic interventions：incidence and risk factors. [J] Arch Gynecol Obstet,2021,304(5)：1259-1269.

[68] 马迎春.单孔腹腔镜技术在妇科手术中的应用：优势、并发症与难点探讨[J].山东大学学报(医学版),2019,57(12)：31-36.

[69] 李博，倪莎，吴晓蕾，等.加速康复外科理念在妇科围手术期的应用与价值[J].中国妇产科临床杂志, 2018, 19(6)：554-556.

[70] 赵宇，王悦，谢幸.加速康复外科理念下妇科手术并发症预防和术后管理[J].实用妇产科杂志,2021,37(2)：85-87.

[71] 中华医学会外科学分会，中华医学会麻醉学分会.加速康复外科中国专家共识及路径管理指南(2018 版)[J].中国实用外科杂志,2018,38(1)：1-20.

[72] 中华医学会妇产科学分会加速康复外科协作组.妇科手术加速康复的中国专家共识[J].中华妇产科杂志, 2019, 54(2)：73-79.

[73] 宋华，国晓梅，姚南峰.自制塑料袋在妇科单孔腹腔镜手术中的应用[J].中国微创外科杂志,2012,12(6)：497-498.

[74] 关小明，刘娟.妇科经自然腔道内镜手术[M].北京：人民卫生出版社,2021.

[75] Fader A N，Escobar P F. Laparoendoscopic single-site surgery (LESS) in gynecologic oncology：technique and initial report [J]. Gynecol Oncol,2009,114(2)：157-161.

[76] Escobar P F，Starks D C，Fader A N，et al. Single-port risk-reducing salpingo-oophorectomy with and without hysterectomy：surgical outcomes and learning curve analysis[J]. Gynecol Oncol,2010,119(1)：43-47.

[77] Lee Y Y，Kim T J，Kim C J，et al. Single port access laparoscopic adnexal surgery versus conventional laparoscopic adnexal surgery：a comparison of peri-operative outcomes[J]. Eur J Obstet Gynecol Reprod Biol,2010,151(2)：181-184.

[78] Murji A，Patel V I，Leyland N，et al. Single-incision laparoscopy in gynecologic surgery：a systematic review and meta-analysis [J]. Obstet Gynecol,2013,121(4)：819-828.

[79] Rosenblatt P，Makai G，DiSciullo A. Laparoscopic supracervical hysterectomy with transcervical morcellation：initial experience [J]. J Minim Invasive Gynecol,2010,

17(3):331-336.

[80] 李光仪.实用妇科腹腔镜手术学[M].北京:人民卫生出版社,2007.

[81] 谢幸,孔北华,段涛.妇产科学[M].9版.北京:人民卫生出版社,2018.

[82] 中国医师协会妇产科医师分会子宫内膜异位症专业委员会,中华医学会妇产科学分会子宫内膜异位症协作组.子宫内膜异位症长期管理中国专家共识[J].中华妇产科杂志,2018,53(12):836-841.

[83] Canavan T P. Sonographic tips for evaluation of adnexal masses in pregnancy[J]. Clin Obstet Gynecol,2017,60(3):575-585.

[84] Fatema N,Mubarak Al Badi M. A postmenopausal woman with giant ovarian serous cyst adenoma:a case report with brief literature review [J]. Case Rep Obstet Gynecol,2018,2018:5478328.

[85] 周晓莉,黄惠娟,吕玉霞.腹腔镜手术治疗妊娠期卵巢囊肿90例疗效观察[J].山东大学学报(医学版),2014,52(z1):134,141.

[86] 赖翠英.分析妊娠卵巢囊肿蒂扭转孕妇临床特点[J].智慧健康,2021,7(4):77-82.

[87] 张水红,杨海侠.妊娠合并卵巢囊肿诊治分析[J].吉林医学,2014,35(11):2421-2422.

[88] Hakoun A M,AbouAl-Shaar I,Zaza K J,et al. Adnexal masses in pregnancy:an updated review[J].Avicenna J Med,2017,7(4):153-157.

[89] 郭英,李玉宏.妊娠期妇科肿瘤:基于第三次国际共识会议的指南[J].中国实用妇科与产科杂志,2019,35(11):1282-1285.

[90] 张梅山.腹腔镜与开腹手术治疗妊娠合并卵巢囊肿的对比研究[J].母婴世界,2018(8):63.

[91] Yeika E V,Efie D T,Tolefac P N,et al. Giant ovarian cyst masquerading as a massive ascites:a case report[J].BMC Res Notes,2017,10(1):749.

[92] 林琼燕,刘文利,刘娟.经脐单孔腹腔镜与传统腹腔镜手术治疗妊娠合并卵巢囊肿效果对比研究[J].实用妇产科杂志,2022,38(6):440-443.

[93] Chong G O,Hong D G,Lee Y S. Single-port (OctoPort) assisted extracorporeal ovarian cystectomy for the treatment of large ovarian cysts:compare to conventional laparoscopy and laparotomy[J].J Minim Invasive Gynecol,2015,22(1):45-49.

[94] 陈敏,李丹红,王远菊.经脐单孔腹腔镜辅助下妊娠合并卵巢囊肿体外剥除术8例临床分析[J].实用妇产科杂志,2019,35(11):874-876.

[95] Bradford L S,Boruta D M. Laparoendoscopic single-site surgery in gynecology:a review of the literature,tools,and techniques[J].Obstet Gynecol Surv,2013,68(4):295-304.

[96] Lee J H,Lee J R,Jee B C,et al. Safety and feasibility of a single-port laparoscopic adnexal surgery during pregnancy [J]. J Minim Invasive Gynecol,2013,20(6):864-870.

[97] 任月芳,杜英,万择秋,等. 免气腹单孔腹腔镜治疗妊娠合并卵巢囊肿的随机对照研究[J].中国内镜杂志,2014,20(10):1042-1045.

[98] 子宫肌瘤的诊治中国专家共识专家组.子宫肌瘤的诊治中国专家共识[J].中华妇产科杂志,2017,52(12):793-800.

[99] 冷金花.子宫肌瘤诊治的热点问题[J].现代妇产科进展,2007,16(5):321-333.

[100] 刘海元,孙大为,张俊吉,等.《妇科单孔腔镜手术技术专家共识》解读[J].中华腔镜外科杂志(电子版),2017,10(1):1-6.

[101] 赵万成,杨清,王光伟.经脐单切口腹腔镜在子宫肌瘤剔除术中的应用[J].中国内镜杂志,2014,20(3):286-289.

[102] Kim Y W, Park B J, Ro D Y, et al. Single-port laparoscopic myomectomy using a new single-port transumbilical morcellation system:initial clinical study[J]. J Minim Invasive Gynecol,2010,17(5):587-592.

[103] Einarsson J I. Single-incision laparoscopic myomectomy [J]. J Minim Invasive Gynecol,2010,17(3):371-373.

[104] 王丹丹,杨清.腹腔镜子宫肌瘤剔除术的相关问题及其处理[J].中国实用妇科与产科杂志,2015,31(5):399-402.

[105] Osada H. Uterine adenomyosis and adenomyoma:the surgical approach[J]. Fertil Steril,2018,109(3):406-417.

[106] Takeuchi H, Kitade M, Kikuchi I, et al. Laparoscopic adenomyo-mectomy and hysteroplasty:a novel method[J]. J Minim Invasive Gynecol,2006,13(2):150-154.

[107] Huang X F, Huang Q S, Chen S Y, et al. Efficacy of laparoscopic adenomyomectomy using double-flap method for diffuse uterine adenomyosis[J]. BMC Womens Health,2015,15:24.

[108] Kuo H H, Weng C H, Jaiswal A, et al. Performing laparoscopic adenomyomectomy with the four-petal method[J]. Fertil Steril, 2020,114(6):1352-1354.

[109] 中国医院协会妇产医院分会妇科肿瘤专业学组.预防性输卵管切除术的中国专家共识(2021年版)[J].中国实用妇科与产科杂志,2021,37(8):826-831.

[110] Chittawar P B, Magon N, Bhandari S. Laparoendoscopic single-site surgery in gynecology:LESS is actually how much less? [J]. J Midlife Health,2013,4(1):46-51.

[111] Park D, Kim J, Jun H S, et al. Laparoscopic vaginal vault closure with conventional straight instruments in single-port access total laparoscopic hysterectomy[J]. Obstet Gynecol Sci,2013,56(6):389-399.

[112] Langebrekke A, Qvigstad E. Total laparoscopic hysterectomy with single-port access without vaginal surgery[J]. J Minim Invasive Gynecol,2009,16(5):609-611.

[113] Lin Y, Liu M B, Ye H Y,et al. Laparoendoscopic single-site surgery compared with conventional laparoscopic surgery for benign ovarian masses:a systematic review and meta-analysis[J]. BMJ Open,2020,10 (2):e032331.

[114] Puntambekar S, Rayate N, Nadkarni A, et al. Single-incision total laparoscopic hysterectomy with conventional laparoscopy ports[J]. Int J Gynaecol Obstet,2012,117(1):37-39.

[115] 中华医学会妇产科学分会计划生育学组.剖宫产术后子宫瘢痕妊娠诊治专家共识(2016)[J].中华妇产科杂志,2016,51(8):568-572.

[116] 杜欣,刘玉兰,冯同富,等.简易法经脐单孔腹腔镜治疗剖宫产瘢痕部位妊娠5例报道

[J].实用妇产科杂志,2019,35(5):393-396.

[117] 徐婷婷,仝亚红.83例剖宫产瘢痕妊娠临床分析[J].中国微创外科杂志,2017,17(4):314-316.

[118] 孔阁,欧慧慧,纪新强,等.剖宫产瘢痕妊娠超声分类诊疗的临床价值[J].实用妇产科杂志,2018,34(10):786-791.

[119] Tower A M, Frishman G N. Cesarean scar defects: an underrecognized cause of abnormal uterine bleeding and other gynecologic complications[J]. J Minim Invasive Gynecol, 2013, 20(5):562-572.

[120] Gubbini G, Centini G, Nascetti D, et al. Surgical hysteroscopic treatment of cesarean-induced isthmocele in restoring fertility: prospective study[J]. J Minim Invasive Gynecol, 2011, 18(2):234-237.

[121] Bij de Vaate A J, Brölmann H A, van der Voet L F, et al. Ultrasound evaluation of the Cesarean scar: relation between a niche and postmenstrual spotting [J]. Ultrasound Obstet Gynecol, 2011, 37(1):93-99.

[122] Schepker N, Garcia-Rocha G J, von Versen-Höynck F, et al. Clinical diagnosis and therapy of uterine scar defects after caesarean section in non-pregnant women[J]. Arch Gynecol Obstet, 2015, 291(6):1417-1423.

[123] van der Voet L F, Vervoort A J, Veersema S, et al. Minimally invasive therapy for gynaecological symptoms related to a niche in the caesarean scar: a systematic review [J]. BJOG, 2014, 121(2):145-156.

[124] Florio P, Filippeschi M, Moncini I, et al. Hysteroscopic treatment of the cesarean-induced isthmocele in restoring infertility[J]. Curr Opin Obstet Gynecol, 2012, 24 (3):180-186.

[125] Sipahi S, Sasaki K, Miller C E. The minimally invasive approach to the symptomatic isthmocele-what does the literature say? A step-by-step primer on laparoscopic isthmocele-excision and repair[J]. Curr Opin Obstet Gynecol, 2017, 29(4):257-265.

[126] Marotta M L, Donnez J, Squifflet J, et al. Laparoscopic repair of post-cesarean section uterine scar defects diagnosed in nonpregnant women[J]. J Minim Invasive Gynecol, 2013, 20(3): 386-391.

[127] Donnez O. Cesarean scar defects: management of an iatrogenic pathology whose prevalence has dramatically increased[J]. Fertil Steril, 2020, 113(4):704-716.

[128] 张宁宁,王光伟,杨清.剖宫产子宫瘢痕憩室52例的临床诊治分析[J].生殖医学杂志,2017,26(4):331-335.

[129] Masselli G, Derme M, Piccioni M G, et al. To evaluate the feasibility of magnetic resonance imaging in predicting unusual site ectopic pregnancy: a retrospective cohort study[J]. Eur Radiol, 2018, 28(6): 2444-2454.

[130] Burchell R C, Olson G. Internal iliac artery ligation: aortograms[J]. Am J Obstet Gynecol, 1966, 94(1):117-124.

[131] Burchell R C. Physiology of internal iliac artery ligation[J]. J Obstet Gynaecol Br Commonw, 1968, 75(6):642-651.

[132] Grönvall M, Tikkanen M, Metsätähti M, et al. Pelvic arterial embolization in severe obstetric hemorrhage[J]. Acta Obstet Gynecol Scand, 2014, 93(7):716-719.

[133] 常青. 盆腔动脉结扎在产后出血中的应用[J]. 中国实用妇科与产科杂志, 2009, 25(2):109-111.

[134] 中华医学会妇产科学分会产科学组. 产后出血预防与处理指南(2014)[J]. 中华妇产科杂志, 2014, 49(9):641-646.

[135] 中华医学会计划生育学分会. 剖宫产术后子宫瘢痕憩室诊治专家共识[J]. 中华妇产科杂志, 2019, 54(3):145-148.

[136] 赵琪锦, 李楚, 杨云萍, 等. 子宫瘢痕憩室的研究进展[J]. 中国计划生育学杂志, 2022, 30(9):2165-2170.

[137] 毛萌, 郭瑞霞. 基于病理变化创新治疗剖宫产切口瘢痕缺损的新术式[J]. 中国实用妇科与产科杂志, 2021, 37(7):707-710.

[138] Brown R, Gagnon R, Delisle M F. No. 373-cervical insufficiency and cervical cerclage [J]. J Obstet Gynaecol Can, 2019, 41(2):233-247.

[139] 夏恩兰.《ACOG 宫颈环扎术治疗宫颈机能不全指南》解读[J]. 国际妇产科学杂志, 2016, 43(6):652-656.

[140] 王祎祎, 段华, 汪沙, 等. 2019 年 SOGC《宫颈机能不全与宫颈环扎术临床实践指南》解读[J]. 中国实用妇科与产科杂志, 2019, 35(8):880-884.

[141] 王清, 姚书忠. 腹腔镜下宫颈环扎治疗非孕及早孕期宫颈机能不全的临床研究[J]. 临床合理用药杂志, 2016, 9(8):19-20.

[142] 赵玉婷, 黄晓武, 夏恩兰, 等. 孕前"极简式"腹腔镜下宫颈环扎术的临床应用[J]. 国际妇产科学杂志, 2016, 43(6):634-637.

[143] 高蕾, 王祎祎, 贾宗洋, 等."经阴道拆除式"腹腔镜下宫颈环扎术 13 例临床分析[J]. 现代妇产科进展, 2019, 28(6):407-411, 415.

[144] Wang Y Y, Duan H, Zhang X N, et al. A novel cerclage insertion: modified laparoscopic transabdominal cervical cerclage with transvaginal removing (MLTCC-TR)[J]. J Minim Invasive Gynecol, 2020, 27(6):1300-1307.

[145] 陈春林, 李朋飞. 子宫颈癌腹腔镜手术与开腹手术争议的解决之道——临床试验研究[J]. 中国实用妇科与产科杂志, 2020, 36(1):36-39.

[146] 陈晓霞, 曲丽霞, 王娜. 单孔腹腔镜广泛子宫切除术联合盆腔淋巴结清扫术在宫颈癌患者中的应用效果[J]. 癌症进展, 2021, 19(19):2020-2023, 2043.

[147] 刘俊玲, 贠艳丽, 陈继明, 等. 经脐单孔腹腔镜手术在宫颈癌中的应用[J]. 罕少疾病杂志, 2021, 28(1):32-34.

[148] Yang L, Cai J, Dong W H, et al. Laparoscopic radical hysterectomy and pelvic lymphadenectomy can be routinely used for treatment of early-stage cervical cancer: a single-institute experience with 404 patients[J]. J Minim Invasive Gynecol, 2015, 22(2):199-204.

[149] Buskwofie A, David-West G, Clare C A. A review of cervical cancer: incidence and disparities[J]. J Natl Med Assoc, 2020, 112(2):229-232.

[150] Menderes G, Vilardo N, Schwab C L, et al. Incidental injury and repair of obturator

nerve during laparoscopic pelvic lymphadenectomy[J]. Gynecol Oncol, 2016, 142(1):208.

[151] Querleu D, Leblanc E, Cartron G, et al. Audit of preoperative and early complications of laparoscopic lymph node dissection in 1000 gynecologic cancer patients[J]. Am J Obstet Gynecol, 2006, 195(5):1287-1292.

[152] Glaser L M, Milad M P. Bowel and bladder injury repair and follow-up after gynecologic surgery[J]. Obstet Gynecol, 2019, 133(2):313-322.

[153] Grada A A, Phillips T J. Lymphedema: pathophysiology and clinical manifestations [J]. J Am Acad Dermatol, 2017, 77(6):1009-1020.

[154] Steiner H, Peschel R, Janetschek G, et al. Long-term results of laparoscopic retroperitoneal lymph node dissection: a single-center 10-year experience [J]. Urology, 2004, 63(3):550-555.

[155] Pomel C, Naik R, Martinez A, et al. Systematic (complete) para-aortic lymphadenectomy: description of a novel surgical classification with technical and anatomical considerations[J]. BJOG, 2012, 119(2):249-253.

[156] 纪荣明,蒋尔鹏,申晓军,等.腹部手术致乳糜漏解剖学基础的研究[J].中华外科杂志, 2004,42(14):857-860.

[157] Yenen M C, Dede M, Alanbay I, et al. Port-site metastasis after laparoscopic extraperitoneal paraaortic lymphadenectomy for stage Ⅱb squamous cell carcinoma of the cervix[J]. J Minim Invasive Gynecol, 2009, 16(2):227-230.

[158] 何小艳,张蔚,刘静,等.腹腔镜下腹主动脉旁淋巴结清扫并发症[J].中华腔镜外科杂志(电子版),2016,9(4):253-256.

[159] Fader A N, Escobar P F. Laparoendoscopic single-site surgery (LESS) in gynecologic oncology: technique and initial report[J]. Gynecol Oncol, 2009, 114(2):157-161.

[160] Yoo J G, Kim W J, Lee K H. Single-site robot-assisted laparoscopic staging surgery for presumed clinically early-stage ovarian cancer[J]. J Minim Invasive Gynecol, 2018, 25(3):380-381.

[161] Querleu D, Morrow C P. Classification of radical hysterectomy[J]. Lancet Oncol, 2008, 9(3):297-303.

[162] Possover M, Stöber S, Plaul K, et al. Identification and preservation of the motoric innervation of the bladder in radical hysterectomy type Ⅲ[J]. Gynecol Oncol, 2000, 79(2):154-157.

[163] 朱琳,张萍.广泛性子宫切除术的手术分型和解剖要点[J].妇产与遗传(电子版), 2017,7(1):23-26.

[164] 郭楠,丁锦,张莹,等.经脐单孔腹腔镜下宫颈癌根治手术的疗效观察[J].皖南医学院学报,2019,38(2):140-142.

[165] Brandt B, Levin G, Leitao M M Jr. Radical hysterectomy for cervical cancer: the right surgical approach[J]. Curr Treat Options Oncol, 2022, 23(1):1-14.

[166] Wang X J, Li J W, Hua K Q, et al. Vaginal-assisted gasless laparoendoscopic single-

site radical hysterectomy for early cervical cancer:a retrospective pilot study[J]. World J Surg Oncol,2021,19(1):288.

[167] 李玉宏,王晶,王玉东.腹腔镜下广泛子宫切除术:"打坎儿井"式输尿管处理[J].中国实用妇科与产科杂志,2018,34(8):942-944.

[168] 黄丽金,朱美兰.宫颈癌腹腔镜下广泛子宫切除术后尿潴留的治疗进展[J].赣南医学院学报,2020,40(5):532-535,540.

[169] 梁志清,陈勇,徐惠成,等.腹腔镜广泛子宫切除术及盆腹腔淋巴结切除术23例并发症分析[J].中华妇产科杂志,2005,40(7):438-440.

[170] 杨芸,范典.早期妇科恶性肿瘤前哨淋巴结活检相关问题及前沿进展[J].实用妇产科杂志,2022,38(1):25-28.

[171] Tax C,Rovers M M,de Graaf C,et al. The sentinel node procedure in early stage cervical cancer, taking the next step:a diagnostic review[J]. Gynecol Oncol,2015, 139(3): 559-567.

[172] Mathevet P, Guani B, Ciobanu A,et al. Histopathologic validation of the sentinel node technique for early-stage cervical cancer patients[J]. Ann Surg Oncol,2021, 28(7):3629-3635.

[173] Favre G, Guani B, Balaya V,et al. Sentinel lymph-node biopsy in early-stage cervical cancer:the 4-year follow-up results of the senticol 2 trial[J]. Front Oncol,2021, 10:621518.

[174] Rossi E C, Kowalski L D, Scalici J,et al. A comparison of sentinel lymph node biopsy to lymphadenectomy for endometrial cancer staging (FIRES trial):a multicentre, prospective, cohort study[J]. Lancet Oncol,2017,18(3):384-392.

[175] 中国研究型医院学会妇产科专业委员会.子宫内膜癌前哨淋巴结切除临床应用专家共识[J].中国妇产科临床杂志,2020,21(4):438-440.

[176] 张俊吉,戴毅,孙大为,等.经阴道自然腔道内镜手术全子宫切除12例:可行性和安全性分析[J].中华腔镜外科杂志(电子版),2018,11(3):153-156.

[177] Kim S H, Jin C H, Hwang I T,et al. Postoperative outcomes of natural orifice transluminal endoscopic surgery-assisted vaginal hysterectomy and conventional laparoscopic-assisted vaginal hysterectomy:a comparative study[J]. Obstet Gynecol Sci,2018,61(2):261-266.

[178] Baekelandt J F, De Mulder P A, Le Roy I,et al. Hysterectomy by transvaginal natural orifice transluminal endoscopic surgery versus laparoscopy as a day-care procedure:a randomised controlled trial[J]. BJOG,2019,126(1):105-113.

[179] 王慧慧,秦真岳,陈继明,等.经阴道单孔腹腔镜手术在卵巢良性肿瘤中的应用[J].腹腔镜外科杂志,2021,26(4):308-312.

[180] 中国医师协会妇产科分会妇科单孔腹腔镜手术(包括NOTES)专家技术协作组.中国大陆妇科单孔腹腔镜及NOTES手术的探索发展及现状[J].中华腔镜外科杂志(电子版),2018,11(1):1-3.

[181] 关小明,陈琳,郑莹.妇科经自然腔道内镜手术[J].中国实用妇科与产科杂志,2019, 35(12):1305-1307.

［182］ 韩璐.经阴道自然腔道内镜手术在妇科领域的应用发展现状与展望［J］.中国实用妇科与产科杂志,2019,35(12):1300-1304.

［183］ 郭瑞红,郑芮,高旭.单孔无气腹腹腔镜在妇科手术中的应用［J］.内蒙古医学杂志,2013,45(1):97-98.

［184］ 李红,宋桂英.悬吊式无气腹腹腔镜对妇科手术患者呼吸循环、费用-效果的影响研究［J］.临床和实验医学杂志,2021,20(11):1212-1216.

［185］ 高小云,高丽丽,李银凤.免气腹悬吊式腹腔镜在卵巢良性肿瘤手术麻醉中的安全性研究［J］.中国实用妇科与产科杂志,2021,37(2):241-244.

［186］ 高福锋,陈金龙,刘乃富.单孔悬吊腹腔镜手术在妇科良性疾病中的临床应用［J］.腹腔镜外科杂志,2019,24(5):377-380.

［187］ 易伟斌,夏姿芳,张建芳,等.悬吊式免气腹腹腔镜与传统腹腔镜子宫肌瘤切除术的对比分析［J］.腹腔镜外科杂志,2010,15(2):124-126.

［188］ 王艳,高阆,潘伟康,等.悬吊式无气腹腹腔镜与气腹腹腔镜在子宫肌瘤切除术中的多中心、随机对照研究［J］.现代妇产科进展,2013,22(10):800-802.

［189］ Marescaux J,Leroy J,Gagner M,et al. Transatlantic robot-assisted telesurgery［J］. Nature,2001,413(6854):379-380.

［190］ Escobar P F,Fader A N,Paraiso M F,et al. Robotic-assisted laparoendoscopic single-site surgery in gynecology:initial report and technique［J］. J Minim Invasive Gynecol,2009,16(5):589-591.

［191］ Paek J,Lee J D,Kong T W,et al. Robotic single-site versus laparoendoscopic single-site hysterectomy:a propensity score matching study［J］. Surg Endosc,2016,30(3):1043-1050.

［192］ Iavazzo C,Minis E E,Gkegkes I D. Single-site port robotic-assisted hysterectomy:an update［J］. J Robot Surg,2018,12 (2):201-213.

［193］ Gungor M,Kahraman K,Dursun P,et al. Single-port hysterectomy:robotic versus laparoscopic［J］. J Robot Surg,2018,12 (1): 87-92.

［194］ Moon H S. Tips on robotic single-site surgery suture technique:screwing and clockwise direction suture technique for Robotic single-site surgery［J］. Taiwan J Obstet Gynecol,2018,57(3): 432-434.

［195］ Lewis E I,Srouji S S,Gargiulo A R. Robotic single-site myomectomy:initial report and technique［J］. Fertil Steril,2015,103(5): 1370-1377.

［196］ Choi E J,Rho A M,Lee S R,et al. Robotic single-site myomectomy:clinical analysis of 61 consecutive cases［J］. J Minim Invasive Gynecol,2017,24(4):632-639.

［197］ Gungor M,Kahraman K,Ozbasli E,et al. Ovarian cystectomy for a dermoid cyst with the new single-port robotic system［J］. Minim Invasive Ther Allied Technol,2015,24(2):123-126.

［198］ Gargiulo A R,Feltmate C,Srouji S S. Robotic single-site excision of ovarian endometrioma［J］. Fertil Res Pract,2015,1:19.

［199］ Davila H H,Gallo T,Bruce L,et al. Robotic and laparoendoscopic single-site utero-sacral ligament suspension for apical vaginal prolapse:evaluation of our technique and perioperative outcomes[J]. J Robot Surg,2017,11(2):171-177.

[200] Liu J, Bardawil E, Zurawin R K, et al. Robotic single-site sacrocolpopexy with retroperitoneal tunneling[J]. JSLS,2018,22(3):e2018.00009.

[201] Guan X M, Ma Y C, Gisseman J, et al. Robotic single-site sacrocolpopexy using barbed suture anchoring and peritoneal tunneling technique:tips and tricks[J]. J Minim Invasive Gynecol,2017,24(1):12-13.

[202] Matanes E, Lauterbach R, Mustafa-Mikhail S, et al. Single port robotic assisted sacrocolpopexy:our experience with the first 25 cases[J]. Female Pelvic Med Reconstr Surg,2017,23(3):e14-e18.

[203] Sinno A K, Tanner E J 3rd. Robotic laparoendoscopic single site radical hysterectomy with sentinel lymph node mapping and pelvic lymphadenectomy for cervical cancer[J]. Gynecol Oncol,2015,139(2):387.

[204] Vizza E, Chiofalo B, Cutillo G, et al. Robotic single site radical hysterectomy plus pelvic lymphadenectomy in gynecological cancers[J]. J Gynecol Oncol,2018,29 (1):e2.

[205] 高京海,金志军,李俊平,等.机器人辅助经脐单孔腹腔镜治疗子宫颈浸润癌12例临床分析[J].实用妇产科杂志,2019,35(10):797-800.

[206] Moukarzel L A, Fader A N, Tanner E J. Feasibility of robotic-Assisted laparoendoscopic single-site surgery in the gynecologic oncology setting[J]. J Minim Invasive Gynecol,2017, 24(2):258-263.

[207] Moukarzel L A, Sinno A K, Fader A N,et al. Comparing single-site and multiport robotic hysterectomy with sentinel lymph node mapping for endometrial cancer: surgical outcomes and cost analysis[J]. J Minim Invasive Gynecol,2017,24(6): 977-983.

[208] Corrado G, Mereu L, Bogliolo S, et al. Robotic single site staging in endometrial cancer:a multi-institution study[J]. Eur J Surg Oncol,2016,42(10):1506-1511.

[209] Paek J, Lee J D, Kong T W, et al. Robotic single-site versus laparo-endoscopic single-site surgery for adnexal tumours:a propensity score-matching analysis[J]. Int J Med Robot,2016,12(4):694-700.

[210] Yoo J G, Kim W J, Lee K H. Single-site robot-assisted laparoscopic staging surgery for presumed clinically early-stage ovarian cancer[J]. J Minim Invasive Gynecol, 2018,25(3):380-381.

[211] Lee C L, Wu K Y, Su H, et al. Robot-assisted natural orifice transluminal endoscopic surgery for hysterectomy[J]. Taiwan J Obstet Gynecol,2015,54(6): 761-765.

[212] Yang Y S. Robotic natural orifice transluminal endoscopic surgery (NOTES) hysterectomy as a scarless and gasless surgery[J]. Surg Endosc,2020,34(1): 492-500.

[213] 中华医学会外科学分会胆道外科学组,中国医师协会外科医师分会胆道外科医师委员会.胆囊良性疾病外科治疗的专家共识(2021 版)[J].中华外科杂志,2022,60(1):4-9.

［214］ 张启瑜.钱礼腹部外科学［M］.北京：人民卫生出版社，2006.

［215］ 胡仁健，秦红军，程刚，等.单孔腹腔镜技术在肝胆外科手术中的应用［J］.肝胆胰外科杂志，2014，26（6）：505-507.

［216］ 王德仲，康春博，李文强，等.经脐单孔腹腔镜阑尾切除术中阑尾系膜不同处理方法的临床研究［J］.医学综述，2017，23（15）：3114-3117.

［217］ 刘欢欢，田雨，吴硕东，等.经脐单孔腹腔镜阑尾切除术治疗急性阑尾炎的应用价值及经验总结［J］.中国普外基础与临床杂志，2018，25（11）：1372-1374.

［218］ 胡必杰，葛茂军，关素敏.手术部位感染预防与控制最佳实践［M］.上海：上海科学技术出版社，2012.

［219］ 李乐之，路潜.外科护理学［M］.5 版.北京：人民卫生出版社，2012.

［220］ 史红梅，詹爱丁，彭静，等.妇科腹腔镜手术脐孔皮肤清洁准备方法的探讨［J］.国际护理学杂志，2012，31（6）：1137-1138.